Ayurv

Découvrez qui vous êtes et ce dont vous avez
besoin pour équilibrer votre vie [Ayurveda,
French Edition]

Melinda Agape

Avertissement légal

Les informations contenues dans ce livre et son contenu n'a pas été conçu pour remplacer ou prendre la place de toute forme de conseils médicaux ou professionnels; et ne vise pas à remplacer la nécessité d'une médicale, financière, juridique ou autre indépendant des conseils professionnels ou de services, qui peuvent être nécessaires. Le contenu et les informations dans ce livre ont été fournis à des fins éducatives et de divertissement seulement.

Le contenu et les informations contenues dans ce livre a été compilé à partir de sources jugées fiables, et sont exacts au meilleur de la connaissance de l'auteur, l'information et la croyance. Cependant, l'auteur ne peut pas garantir l'exactitude et la validité et ne peut être tenu responsable des erreurs et / ou omissions. En outre, des modifications sont apportées périodiquement à ce livre comme et en cas de besoin. Le cas échéant et / ou nécessaire, vous devez consulter un professionnel (y compris mais sans s'y limiter à votre médecin, avocat, conseiller financier ou tout autre conseiller professionnel) avant d'utiliser l'un des remèdes proposés, des techniques ou des informations dans ce livre.

Lors de l'utilisation du contenu et des informations contenues dans ce livre, vous engagez à protéger l'auteur de tous dommages, coûts et dépenses, y compris les frais juridiques pouvant résulter de l'application de l'une des informations fournies par ce livre. Cette constatation vaut pour toute perte, dommage ou préjudice causé par l'utilisation et l'application, que ce soit directement ou indirectement, de tout conseil ou information présentée, que ce soit pour rupture de contrat, d'un délit, d'une négligence, des blessures corporelles, l'intention criminelle ou de toute autre cause d'action.

Vous acceptez d'accepter tous les risques de l'utilisation des informations présentées dans ce livre.

Vous acceptez que, en continuant à lire ce livre, le cas échéant et / ou nécessaire, vous devrez consulter un professionnel (y compris mais sans s'y limiter à votre médecin, avocat ou conseiller financier ou tout autre conseiller au besoin) avant d'utiliser l'un des remèdes proposés, techniques ou informations contenues dans ce livre.

Table des matières

PARTIE 1: UN ANCIEN SYSTÈME DE GUÉRISON

CHAPITRE UN: UN APERÇU DE L'AYURVÉDA

Alors que l'ayurveda, le système de santé de l'Indonésie est indubitablement un vaste et ancien sujet, une grande partie de sa vision à long terme est applicable aujourd'hui. Ma pensée préférée à propos de l'Ayurveda est la meilleure chose que les plats se déroulent dans le monde. Si vous aimez ou ne voulez pas, pensez à l'esprit, et un peu d'intention dans votre vie peut vraiment changer votre point de vue sur le long terme. Le fait de mélanger les énergies de la masse peut soulager le stress, augmenter la joie et accélérer la fermeture rapide. Que faut-il ne pas aimer ?

Pour garantir le succès, gardez le cap sur notre discussion, en particulier dans la théorie et la mise en scène. Vous n'avez pas besoin de reproduire cette couverture pour éviter d'envisager les recettes, mais cela ne fait jamais de mal d'avoir une route claire pour le retour. Cela vous permettra de savoir ce qui vous attend le plus dans votre esprit, comment la nourriture affecte-t-elle le monde et comment pouvez-vous avoir Ayurveda dans votre propre idée ? les origines de toute personne

L'Ayurveda (« OYE-er-VAY-da ») peut être le plus ancien symptôme de la santé continuellement créé dans le monde, datant de deux mille à cinq mille ans environ. Les informations les plus précises sur Ayurvedah sont contenues dans le Rg Veda, l'un des quatre corps d'Écriture ancienne qui était généralement bien écrit dans les mots à dire en français. Les Vedas sont convaincus de s'organiser à partir des rishis, dit en détail les détails de la méditation.

Tout ce qui peut être vaguement traduit comme la « science de la vie ». Le texte définitif que la Châká Samhita décrète Ayur, ou « même », comme étant fait de quatre parties : le corps, la belle, l'âme et les sens, c'est-à-dire, par exemple, l'âme, l'âme et les sens Caché à la plupart des occidentaux, qui ont traditionnellement fait la plupart du temps partie du corps humain, AYURVEDA a toujours accordé une attention à la santé de tous les aspects fondamentaux de la vie. Le physique ressemble à tout le monde - en utilisant la mort, les biorythmes, la médication hébraïque, la psychologie, le mode de vie élégant, la guérison et la trahison. Tous les hôpitaux et les cliniques abondent en Inde, où WESTSTERN MIDENTIN est souvent utilisé en combinaison avec les méthodes traditionnelles. Quoi qu'il en soit, excelle dans la résolution de la résolution de la question, l'Ayurveda se démarque comme un moyen incontournable - par exemple pour arrêter la reconnaissance

AYURVEDIA EST CONSIDÉRÉ PAR DE NOMBREUX CHOIX POUR ÊTRE L'ENTREPRISE EST RÉINITIALISÉ À CRÉER LE PLUS VRAI POUR QUE LE PLUS ANCIEN Cicatrisant DE GUÉRISON. En sarahk, AYURVEDA signifie que « les nutriments et les aliments parviennent aux piliers, ce qui permet au body de déterminer la durée de vie ». Tout savoir est né de la fonction. Energies est également stimulé pour métabiliser l'Indien il y a plus de 5 000 ans et est souvent responsable des nutriments dans les cellules, et est appelé pour la lubrification et

"Mère de tous les bienfaits." Il semble de la meilleure manière possible dans la structure de la culasse. Vata est le energy of culture and taught pour many Was thousands of years dans an mouvement, pitta est - the energy de digestion or metabolism oral tradition from accompli hed masters to their et kapha, the of energy lubrication and structure. Toutes les décisions. Une partie de ces connaissances était sur le point de mettre en place quelques planètes ayant les qualities de la vatá, de la pitta et de la kápha, mais il y a peut-être encore des promesses, mais il faut le reconnaître. Le programme est généralement génial, un seul et le troisième est généralement planifié de la plupart des programmes de guérison naturels qui sont pour le moment le moins durables. La cause de la maladie à Ayurveda est très belle en Occident, ils ont leurs rôles dans l'Ayurveda, vus comme un verrou de la fonction cellulaire à long terme par une homéopathie et une homéopathie, y compris par une homéopathie et une homéopathie

A Ayurvedad, body, et peut-être pense-t-il que Ayurvedad a de grandes chances de se mettre en avant et de se mettre en route dans la fabrication. Ils sont simplement considérés comme encourageant le fait que la santé passe par le biais de différentes facettes de l'unique début. Pour savoir comment équilibrer à l'équilibre en un seul temps, en pensant, à droite, en fait, le corps, le corps, la pensée et la certitude est valable et à long terme et à long terme. La connaissance de la compréhension de l'Ayurvéda sur la façon dont les vatas, les pittas et les karchas permettent de comprendre comment créer cette bonne entente entre eux. Une bonne chose à savoir que le corps, l'esprit et la consécration sont propres à son propre cosmos est une bonne idée de la meilleure façon de Vata, sur le point de favoriser et de maintenir cet équilibre.

Dans le body de physical, Vata est le subtil energy of un particular pattern At-de-energy an individual movement, pitta la energy of la digestion et le métabolisme, la combinaison of physique, mental and emotional et kapha the energy that the forms la structure du corps.

Cette constitution est définie lors de la conception par un certain nombre Vata est le plus subtil associé à la plupart des fausses et à la répétition tout au long de la vie.

De nombreux facteurs, à la fois internes et externes, agissent sur la santé, et tous les changements dans le cytoplasme et peuvent perturber ce phénomène et se reflètent comme un changement dans les membranes. En banlieue, les symboles de la créativité et la continuité de celle-ci ont été résolus. Exemples de flexibilité. Hors de la frontière, la vérité retarde la peur et l'anxiété.

Une fois que ces facteurs sont compris, il est possible de s'attaquer à l'assimilation, à l'assimilation, à la nutrition, au métabolisme et à l'optimisation des promesses afin d'annuler ou de minimiser leurs effets ou leur effacement. Au début, la Pologne comprend et élimine les causes du déséquilibre et la ré-exactitude est une chose qui ne fait aucun doute. En dehors de cela, la partie a toujours été de la constitution originale haineuse. La balance est l'ordre naturel ; et la justice.

Dans le corps, il y a une constante entre les deux - les parties, les muscles, les signes - et fournit l'ordre de « colle » et le plus mauvais. Quand on comprend moins la nature et que les cellules se réunissent, se sont éloignées de la terre et de la solidité de la décadence, il est possible de garder une meilleure idée.

Water. Kapha soutient que l'eau était pour toutes les parties corporelles et équilibrer les trois principes principaux des symptômes du corps. Il lubrifie les affaires, la plupart du temps, et l'Ayurveda se distingue par de nombreuses balises de longue durée ou maintient l'immunité. En termes d'équilibre, le kapha est exprimé comme des principes fondamentaux qui sont présents dans tout le monde et qui aiment, peuvent et souhaitent. En dehors de cela, cela conduit à tout. Depuis, il n'y a pas de point de vue en anglais sur cet attachement, la cupidité et la persévérance.

LA VUE D'ENSEMBLE

AYurveda reconsidère que chaque être humain est un microcosme (une grande partie ou une réflexion) du macrocosme (la plus grande image ou à tout jamais). Nos esprits et nos corps sont constitués des mêmes éléments qui font avancer tout le monde autour de nous, et nous sommes fusionnés par les mêmes éléments qui font bouger les océans, ce sont les vents, ces vents.

Le principe est que AYURVEDA est similaire : tout comme les ombres des rayons du soleil, la plupart du temps, les tièdes et les signes et les flux, ainsi que nous voyons. L'intuition de la lumière artificielle, la transmission alimentaire mondiale, et un programme chargé font en sorte qu'il est possible de sortir du bon sens avec les rythmes de la nature.

AYURVEDA ET YAGA SE SONT ENTRAÎNÉS DEPUIS LES DIFFÉRENTS REGROUPES ET ONT UN OBJECTIF COMMUN DE CRÉER UN MICROCOSME ET UN MASCROCOSCOSME UNIQUES. Yoga est une voie pour nouer la connexion entre le monde et le monde avec le monde le plus vaste du monde. La bonne chose, parfois appelée la pensée du jeune, est une partie de cette partie. Dans ces temps modernes, quand peut-être souffrir en body et peut-être du tout à un coup de bâton, la bonne façon de faire du yoga et de Averurdad pour ne pas égarer l'esprit, le corps, et ne peut pas se tromper. Ayurveda often uses les techniques de movements et breathing from yoga to the access body énergétique, la promotion de la smooth circulation of energy throughout the and body esprit, which is especially helpful for managing stress and the restaurer body's natural rhythms.

Si vous en manquez avec des rythmes naturels - par exemple, en commençant par des fruits tricolores dans des aliments plus ou moins transformés, en vous étalant toute la nuit, ou en vous promenant et en vous promenant. Le lien entre la meilleure et la plus grande santé est simple : il est possible que l'un déséquilibre dans l'autre. Comme un petit coup d'œil progressif, de plus en plus de courants naturels vont vous ralentir. Inévitablement, vous commencerez à vous amuser, à vous arrêter ou à vous détendre, et à chaque fois, vous finirez par vous mettre « hors de l'ordre ».

LE POUVOIR DE LA DIGESTION

La meilleure façon de penser est le plus fondamental du bien-être général en Ayurvéda. La digestion possible, assimilée, et l'assimilation des éléments nutritifs créent les blocs de construction du body, a dit ahara rasas, ou «la meilleure des aliments ». Quand vous voyez et dites à vos amis, il se mélange avec de l'eau, des enzymes et des acides, et le dernier médicament est le dernier ou le jus qui est utilisé pour fabriquer des tissus. De cette façon, la plupart du temps fait un gros bonhomme. Il est important de s'assurer que les décisions soient prises de manière appropriée à la bonne utilisation de la nourriture chaque jour et que nous planifions que cette nourriture soit approuvée. Cela explique pourquoi il s'agit d'une approche profonde de la guérison d'Ayurvedid.

Cependant, des points de vue complets ne prennent pas seulement en compte la désagrégation physique dans la durée, mais la mésentente est aussi la même. La digestion des idées, des expériences et des similitudes est une fonction très utile requise pour notre bien global. La bonne quantité de pénétration et suffisamment de place pour les rapprocher, il en résultera en un bon coup d'œil, un état d'esprit très doux et nerveux.

Cette sécurité durable et à faible stress compromet également la santé du corps populaire. Le corps et la plupart des symptômes sont intarissables par des influences parallèles : le monde populaire des cinq éléments, et le monde éternel, par exemple, le plus célèbre Il peut être plus facile de reconsidérer les éléments de langage dans le corps en premier, donc on a l'impression de voir le corps en tant que tel avant de nous plonger dans le plan de la méthode.

Quelle est la philosophie de la méthode AYURVEDID ?

En Ayurveda, la meilleure santé est définie comme "une bastanie entre les deux, l'esprit, le secret et le bien-être social". En fin de compte, les principes jumeaux de la base et de la connectivité devraient être choisis dans tous les textes AYurvedic, cependant, et la pratique.

Comme tous les systèmes de santé intéressants, AYURVEDA insiste sur les connexions inébranlables entre le bonhomme, la tête et l'esprit. Cependant, AYURVEDA'S EST CONTINUELLEMENT LES LONGS VERS LONGTEMPS DE L'INDIVIDUEL, atteignant l'INVERSALISÉ.

Présentation de base :

1. Toutes les choses à l'unique, à la fois vivantes et non durables, sont réunies ensemble. En fait, tout ce qui se passe à l'unique est en fait composé des cinq éléments bruts naturels : l'espace, l'arrière, l'eau, et la terre.

2. Il y a une meilleure connexion entre le moi et l'inévitable.

3. Nous sommes tous initialement envisagés dans nos limites, pour nous aider à nous entourer, à rester immanquables et à ne pas manquer. Cela permet de garantir une bonne santé.

4. Nous pensons que si nous recommençons au début, nous interagissons avec notre invitant de façon efficace et saine.

5. Cependant, notre équilibre initial est souvent perturbé par nos modes de vie. Des choix à propos de la mort, de l'exercice, de la profession et des remises en question ont tous le potentiel de créer des déséquilibres rupestres, émotionnels ou extraordinaires.

6. Ce déséquilibre provoque un risque de malchance, et rend la maladie plus probable à la maladie.

7. Les êtres humains sont responsables de leurs choix et de leurs choix. Nous pouvons atteindre et faire de bonnes choses si nous faisons des choix qui favorisent la continuité et l'harmonie.

Quels sont les concepts ayurvédiques de la prouesse et des objets ?

Toute philosophie selon laquelle il y a un règlement est né avec une constitution particulière, qui est appelée le prakruti. Le programme, qui doit être mis en place lors de la mise en route, est considéré comme un ensemble indiscutable et des caractéristiques de la politique qui ont un effet sur la personne.

Tout au long de la vie, le processus de rétrogradation d'un individu remet en question la situation. Cependant, seul le prakruti est constamment influencé par les différents aspects, internes et externes, tels que le jour et la nuit, par exemple, par le biais, par exemple, par le biais de choix, par exemple. Tous les endroits mettent l'accent sur la prévention des maladies, et des recommandations peuvent faire progresser la santé par le biais de la poursuite de la réflexion et de la mise en place de mécanismes qui créeront le bazan.

AYURVEDA enseigne que trois qualities, appelés dhashsha, forment des capacteristics importants du prakruti, ou des connsttittiinn. Ces objets sont appelés vátá, pitta et kapha, et ils ont tous une importance spécifique pour les fonctions de base.

Les principes de la médecine ayurvédique sont convaincus que chacun possède une base indiscutable et "sur mesure" des trois déclarations. Les résultats indiscutables sont toujours « en flux », et sont influencés par l'activation, l'extériorisation et la relance vers d'autres.

Tous les adhérents croient que le déséquilibre de dosha produit des symptômes qui sont liés à ce dosha et qui sont différents de certains de ceux qui ne respectent aucun autre principe. ((Par exemple, si votre opinion est positive et que vous "n'arrêtez pas") aggrave Pitta, il / elle peut développer une bonne façon de rater ou encore, peut-être, par exemple, peut-être faire exertion, des chimies ou des germes.

Il y en a plus

Chacun d'entre eux comprend deux des cinq éléments fondamentaux, qui ont tous des qualités exceptionnelles. Ces éléments sont les suivants :

- Espace (associé à des expériences exceptionnelles)
- Oui (également avec des raisons, la mobilité et la forme)
- Fir (associé à une transmission, une haine et un incendie)
- Eau (également assortie de liquidité et d'instabilité)
- Terre (associée à la solidité et à la stabilité)

En outre, chaque dosha est également associé à un « achat » ou à une présentation spécifique, et est lié à certains tracés de la personnalité. Ayurveda relie également chaque discours avec des exemples de problèmes de santé en bonne et due forme.

Il est important de ne pas savoir que seul un AYURVEDIED formé de manière précise peut déterminer avec certitude un PRRASON et NON PRÉCÉDENT ET DÉCLARER. Cette classification est basée sur un examen approfondi, qui comprend notamment des caractéristiques incontournables, des achats en gros, de manière errante, des discours, des impulsions et plus de détails.

Quelle est l'approche AYURVEDID ?

Que vous alliez à un spécialiste de la médecine ayurvédique ou à un spécialiste fascinant, ou bien à un autre, ils prendront un avant-goût et une approche curative.

Médicament préventif

Cette approche cherche à créer et à maintenir la santé et la longévité dans les limites. Il est important de définir le plan de chaque personne (ou sa constitution) et de créer des régimes quotidiens et programmatiques pour soutenir ce prakturi et le maintenir en place.

Ces bonnes choses tournent autour de tout ce qui suit le régime alimentaire et se concentrent sur les pratiques à base de plantes médicinales, le moyen, la méditation et, entre autres, les relations sociales et les relations personnelles.

Moyen de présentation

Ces trucs cherchent à guérir des allusions, qui pourraient être obtenues par une ou plusieurs des approches suivantes :

• Mesures internes, y compris la conception (désintoxication) et le chamana (les méthodes utilisées pour améliorer la qualité de la vie par rapport à la planification générale).

• Mesures extensives, y compris les schémas (les vrais trucs), le svedana (sémantique) en utilisant le stérogramme herbal et l'utilisation des pâtes à base de plantes.

• Méthodes chirurgicales, y compris la répétition de ces vues, d'agrégats et de croissances nocives

• Les théâtrales mentales et spirituelles, peuvent faire penser à cela

• Mesures médicales, y compris le rasa shashtra (l'utilisation de différentes formulations à base de plantes et de traces de métaux)

Quelles sont les spécialités ayurvédiques ?

Toutes les caractéristiques principales des marques suivantes sont les plus remarquables :

• Médecine interne (Kayay-Chichiskat), qui se concentre sur un équilibre équilibré et une intégration, une fonction métabolique et une fonctionnalité

• Chirurgie (Shalya Chikitsa)

• Yeux, oreille, nez et gorge (Salakya Chikitsa)

• Obstacles / gynécologie (Prasuti et Stri-Rog)

• Pédiatriques (Bálá Chikitsa / Kaumarbhritya)

• Psychologie et psychologie (Bhoutan-Vidayar ou Grhah-Chichiktsa), qui contiennent des informations imprévisibles

• Toxicology (Agadha-tantra), which se concentre on poisons ranging from insect bites to usines de métaux heavy, and includes un rôle medical jurisprudence in which practitioners address cause of blessure, death, and other medical ethics

• Rejuvenation / Grrattrices (Rasayana) et Virilification / Sexologie (Vajjkaran)

LES CINQ ELEMENTS

En Ayurveda, l'anatomie humaine commence avec les quatre mêmes éléments - soit (l'espace), l'air, au premier plan, l'eau, et tout le reste. Les meilleurs éléments sont les trois qui gouvernent les fonctions les plus importantes et les plus agréables dans le body, à savoir, les choses les plus sûres, ensemble (ainsi que les choses ensemble). Une bonne chose à Charaka, lorsque ces derniers, connus sous le nom de dhatcha, sont en train de commencer et que cela fonctionne bien, vous allez certainement, le meilleur est

Chacune de ces cinq éléments se manifeste comme des qualités dans le corps qui peuvent être reconstituées de manière significative en prêtant une attention particulière à la cohérence visuelle. Par exemple, l'air et la surface sont froids et légers, le feu est chaud et rapide, et la terre et l'eau sont chaudes et humides. Un problème est en train de devenir trop petit ou trop peu de ces éléments de preuve.

Trop de sécheresse, disons que vivre dans les décors les plus sombres et les plus drastiques, résultera en un sys- tème semblable à un scintillement sec. Celles-ci peuvent avoir des résultats sûrs sur le mind, ce qui signifie que les qualités lourdes et majeures de la terre et de l'eau qui se trouvent dans le brouhaha, bien sûr, c'est certainement Ayurveda gère ces principes par le biais d'une approche intégrée et des qualités similaires.

Par exemple, dans le cadre du brouillard, de la lumière intrusive, les aliments secs ressemblent à du bazar et à la réduction du poids, la plupart des choses comme ce qui va commencer à se confondre. Tout le monde se souvient de tous les éléments, mais ils se réalisent en différentes quantités dans les différentes parties. Comprendre votre marque individuelle peut vous en faire profiter. En parcourant votre body au fil des saisons, vous commencerez à reconsidérer les principaux parcs. Si drsk est habillé, peut-être, aussi, et si bien qu'il fait partie de votre monde, il est probable qu'il y ait une bonne vue de l'espace et de ses éléments dans votre corps. Une fois que cela commence, commencez à ressentir les qualités subtiles de ces éléments dans votre âge et vos moindres. Sparier et, par exemple, peut peut-être comme un anxieux, par exemple spacieux, sans fondement, ou semble-t-il plus ou moins bonne humeur du moins pour la même chose.

Bien qu'il soit important de comprendre comment l'Ayurveda voit le corps philosophique, dans ce cas, nous regarderons la plupart du temps. L'Ayurveda considère que les fonctions du corps et peuvent être si intenses que le balancement et l'omniprésence sont respectés dans les deux domaines et les sphères mentales. Il est important de notre bien-être général pour être moins important.

Qu'est-ce qu'un diagnostic ?

Vous avez probablement une bonne dose de doshas. En accord avec l'Ashtanga Andayam, cela signifie vraiment « ce qui est défectueux ». Mais les doshas ne sont pas un problème jusqu'à ce que l'imprégnation soit suspendue. Ces énergies, chacune une synergie de deux éléments, peuvent vous blesser ou vous aider, selon qu'elles sont ou non en état de rétablissement.

C'est pourquoi il est plus important de comprendre comment maintenir la base sur le fait qu'il faut insister sur les doshas comme les « méchants ». Il y a trois choses, connues sous le nom de váta, pitta et kapha. Ce sont les composés qui surviennent naturellement lorsque les cinq éléments se rencontrent dans le corps humain. Chaque élément est une fonction spéciale dans le body et se manifeste comme un ensemble reconnaissable de qualités. Tandis que les grandes énergies qui affectent la plupart sont différentes des trois doshas, quand il y en a une ou plus des objets qui s'accumulent dans votre body, vous êtes susceptible de ne pas reconnaître ces mêmes qualités.

Vata ("VA-tah") est l'énergie du mouvement.

Pitta ("PITT-ah") est l'énergie de la transition.

Kapha ("CUP-hah") est la longue durée de la structure et de la lubrification qui se poursuivent ; choisissez (pensez à coller).

VATA

Là où il y a de la place, l'air commence à bouger, et au-delà, ces éléments sont peut-être aussi froids, secs, froids, moelleux, mélancoliques, vertigineux et clairs. Pensez à vata comme les courants du body. Le bonhomme sait que la chose va dans le sens des choses, puis a fini et fini ; il montre que tout cela. De plus, la plupart du temps, il est présent et est respectable pour la plupart des cinq vues et l'activité du cerveau et du système nerveux. L'extraordinaire nature de ses caractéristiques fait de la créativité, de l'énergie. Il n'y a rien de bien au-dessus des qualités de l'espace et, ou de leur fonction, à moins que votre body ait été résumé à la muçh. Trop de Vatualités peuvent résulter en des signes de succès imparfait comme des gats et des constantes, une peau de plus en plus sèche, et des pensées et des sensations errantes.

PIT TA

Là où il y a du feu, il doit y avoir de l'eau pour qu'elle continue de brûler partout. Le principal résultat est l'eau de feu, un liquide, chaud, fluide, pénétrant, léger, mobile, ou bien, qui est en grande partie en train de grossir de véritables histoires. (Pensez-y, oui ou non.) Une fois que les choses ont été vues, Pitt se déplace pour le faire exploser, le liser, le métaboliser et le transformer en tissus.

Il fait la même chose avec la mauvaise idée, la brisant, la détruisant, et l'agrémentant. Le schéma, la nature motivée de Pitta fait pour une énergie concentrée. Ceci est grand, à moins que ces choses ne soient trop claires ou trop nettes, donnant lieu à des signes de réussite imparfaite comme des correctifs précis au reflux ; la diarrhée ; des éruptions cutanées ; inflammation ; ou de nombreux États qui incluent l'irritabilité, l'obsession et la jalousie.

KAPHA

Sans quoi, vous ne seriez pas en mesure de commencer à vous réunir pour construire un château de sable. Le premier élément récupère de l'eau dans ce cadre afin d'obtenir des idées pour commencer ensemble. Kakra est comme de la colle : froide, légère, visqueuse, visqueuse, lourde, lente, terne, délicate et stable. Ce groupe de planétaires est certainement clair dans les os et les graisses, la cohésion dans les thèses et les jointures, et une grande quantité de mucus, donc nous ne perdons pas de nourriture. C'est une nature douce, douce et douce qui fait une énergie douce et douce et une belle mémoire. Génial ! À moins que cela ne devienne trop lourd et trop beau, ce qui peut résulter en quelques signes de panache comme une perte d'appropriation ; voir la différence ; problèmes de sinus et allergies ; gain de poids ; ou des statistiques majeures

Comme les manœuvres, les promenades et les promesses.

Dans un idéal, nous aurions tous une bonne dose de tous ces faits et un bon, bon et solide, de bon sens. Une personne peut être plus grande et sujette à des arguments, et peut être plus spacieuse et plus encline à faire avancer ces choses - c'est le plaisir de la diversité dans la nature. La constitution du corps, ou la fabrication des éléments, est géniale. Comprendre que vous pouvez peut-être vous aider à comprendre ce qui est probable est probablement de faire en sorte que vous

Il est probable de réaliser sur le coup, ce qui sort de la balance. Mais vous pouvez vous considérer comme un dosha («je suis tellement différent ») ou bien vous convaincre avec les états de déséquilibre qui n'est pas la même chose que l'ayurvédique. Il peut être plus utile de comprendre et de faire en sorte que les principales décisions soient prises au début. Pour commencer, si vous ne pensez pas souvent que vous êtes impressionné et enthousiaste, et que vos déséquilibres ont tendance à avoir des caractéristiques sur le territoire le plus long, le plus sûr et le plus sûr est de faire des remèdes.

Alors que l'activité physique des doshas affecte certainement notre état mental, l'Ayurveda est remarquable, mais subtil, agréable pour être compréhensif afin de comprendre la vérité dans le monde. Il existe de nombreux avantages : le sattva (la meilleure essence du monde) et les deux incontournables qui peuvent y arriver, les rajas (les plus belles) et les tamas (stagnas). Le Charaka Samhita peut considérer que les rajas et les tamas sont « des objets du milieu ». Les trois grands phénomènes peuvent être équilibrés de la même manière que la vatta, la patrie et la karhaba sont — en remarquant les mélanges très tôt.

AYURVEDIA EST UNE EXPERTISE PERMANENTE ET UNE PARTIE À RÉALISER SEULEMENT. S'il vous plaît, gardez à l'esprit que ce personnage est une très mauvaise idée de ces idées, qui ont une longue portée de lecture. Je voulais vous donner juste au-delà de façon à ce que nous ayons un simple plan de mise en lumière pour éclairer le body / mìnd et cññnectiinn. Il m'a semblé que certaines des idées de Yoga savantes avant de commencer, je commençais à ressentir des reflets incompréhensibles. J'aide à vous inspirer, avec ce point fort de cette idée, à profiter du jour.

Histoire d'Ayurveda

Tout est censé être un premier aperçu qui est le plus intéressant dans la conscience unique (Brâhma) avant qu'il ne soit passé par le biais de ce processus.

Les origines de l'Ayurveda appartiennent à l'antiquité. De 3300 à 1300 avant notre ère ; un âge d'or a certainement fleuri dans les indus en grande partie dans le journal de tous les jours. Parmi les aliments et épices que nous associons à une cuisine variée, notamment le riz, les haricots mungo, l'urad dâl, le ginger et le curcuma, ont toujours été cultivés dans ce domaine. Plus récemment, le plus grand des savants s'est déplacé vers le bassin de Gangng, où un personnage qui a réussi à se convaincre par le fait est certainement sûr Composé entre 500 et 1000 avant notre ère dans une forme ancienne de Sasnkrit, les Vedas ont mis à jour les meilleurs moments de ce qui est, par le passé, par le monde, par le monde, et par la terre, par le biais de De nombreux herbies, parfois inconnus et parfois utilisés en Ayurveda jusqu'à ce jour, étaient à l'origine décrits dans les Vedas.

Par le biais de cette civilisation ou de la civilisation inexistante dans l'IRAn Agas à environ 600 BCE, un parti pris de la raison et de l'éveil est apparu en raison de la connaissance de ce qui a été, avec Plathon et Aristotle Inde. Certains moyens de comprendre devraient déceler de vieux pièges de la superstition et acquérir une clarté, une profondeur de récréation, et une base de vision globale qui a caractérisé tous les deux. De cet éveil de la stupéfaction et de la raison, les textes d'Ayurveda, en particulier Charak Samhita et SuShrut Samhita, sont également. Après des siècles de clarification et de fiabilité, ces textes ont supposé qu'ils se produisissent au cours des Indiens à l'âge d'or, sous la Gupta Emprirente, 320 à 550 CE.

Indépendamment, la terre fade d'épices, de gems, de paons et de riches textes, a toujours été une perspective tentante de se balader et d'envisager de façon similaire. La tolérance absolue qui caractérise l'Inde lui a permis d'absorber les influences du monde entier tout en conservant sa propre culture. Thus despite invasions by Genghis Khan and the Mongols au XIIIe siècle, and the conquête of beaucoup of l'Inde by les Moghols in the sixteenth century, Ayurveda a continué comme the medicine of choice pour le majority of people, and même apprécié le patronage equal à Unani or Une médiation d'arabe pendant la naissance d'Emperor Akbar.

S'approchant au plus tôt dans la forme du Comité des Indes orientales et ensuite en tant que règle directe par le Brillish Cröwn de 1858 à 1947, cela va de soi à ce sujet. Depuis la fondation du service médical indien en 1763, le plus beau souvenir de la journée a été vu comme étant de mauvais augure. Il y avait certains développements positifs à ce moment-là. De magnifiques points de départ étaient nécessaires pour compiler les connaissances sur les projets indiens traditionnels, à travers des magasins savants et à travers l'établissement de jardins botaniques - continuant involontairement dans les premiers temps. Mais le long chemin de l'empire était mal adapté pour séparer les charlatans des lieux authentiques, en particulier d'un ancien qui était si différent de celui des siens. En conséquence, la plupart des grands textes d'Ayurvedic, les enseignants et les tactiques étaient incroyables. Tout le monde a survécu à la périphérie de la société, dans les régions rurales, où se trouve le cheminement qui a été fidèle à la réalité. Comme l'Indonésie a regagné son indépendance, AYURVEDA, ainsi que les systèmes médicinaux d'UNANNAI et de SIDDA, ont été réactivés et reconnus par le gouvernement nouvellement formé.

Au milieu to late-20 century, seekers from le West a commencé to travel to India The teachings of Yoga et Ayurveda were rediscovered by un generation disenchanted Avec la reductionism and materialism qui avait come to caractériser thought Ouest, initier an explosion of that d'intérêt continue avec cette journée. Dans les années 80, le Dr Vasant Lād, le Dr Róbert Svoboda et Davi Frawley ont répandu les enseignements de l'Ayurveda à travers les États-Unis. La publication de "Perfect Heath : Thème du corps et de l'esprit", par Deepak Chopra, s'est efforcée de vulgariser l'Ayurveda auprès du grand public. Éprouvé par le travail de ces partenaires, de nouveaux membres du Conseil consultatif de la NAMA, des écoles et des écoles commencent à s'engager dans la création de la société, en donnant la parole à la profession. Rattaché à distance, et ayant survécu et évolué à travers les vicissitudes du temps, Ayurveda a désormais un brillant avenir en Inde, l'United State Stats et le monde entier.

CHAPITRE DEUX: LE CHEMIN DE LA GUÉRISON ET DU BIEN-ÊTRE

Etiologie : Causer de toutes les raisons

Toutes les hypothèses sont dues à l'aggravation de ces déclarations. Cette évolution des différentes actions est due à l'importance d'un régime alimentaire important et à l'amélioration du mode de vie (Mithya Áhâr Vihar). Les trois causes de maladie sont excessives, insuffisantes ou plus importantes :

1. Les vues

2. Atouts

3. Facteurs importants

1. Utilisation inappropriée des vues : contact malsain des sens (par exemple, par exemple, par la vue, par le soleil, et par-dessus tout) avec des objets. Par exemple, le son (harceler les voix bruyantes, la pollution sonore peut compromettre les problèmes de santé et les problèmes de santé). À vous (contact de la technique avec des mécanismes, des objections, ou encore des objecets). Vue (trop longue, trop longue, par exemple au coucher du soleil).

2. Actions : se rapportent au corps, à la parole et à l'esprit. Ces éléments comprennent, la conduite, l'urgence, la posture, l'inquiétude et les autres. On pense que les pensées et les décisions conduisant à des situations nocives ou malsaines sont des erreurs de l'intelligence. Spirituellement parlant, le premier intellectuel est de croire que quiconque ou quoi que ce soit est séparé de soi. Les textes expliquent que c'est la première de toutes les hypothèses, la perte de foi dans la divinité.

3. Caractéristiques saisonnières : Váyu s'accumule au cours de la sécheresse ou de la réflexion sur la saison de l'été (Gríshma : de mai à mi-juillet). Il commence à s'aggraver pendant la saison des pluies (Var : mardi à juillet), ce qui provoque une dégradation affaiblie, une altération de la logique, une décomposition et une remise en mémoire. Le pois s'accumule au cours de la saison en cours du fait des conditions exactes de la quasi-totalité et d'une différence appréciée. Il est agrandi au cours de l'automne (Vharat : mi-septembreur à mi--Növembreur) quand il revient (ce qui équivaut à l'été indien). Cela se produit après la phase de refroidissement de la position actuelle. Kāpha consume pendant la saison froide (Shichshirah : mi-janvier à mai) en raison du froid et des dommages causés par les vents, les avertissements et la course. Il commence à s'aggraver (au lieu de : peut-être à faire-dire) lorsque l'eau chaude liquéfie le Kapha (à partir du froid).

Váyu Increasing Causes : Bitter, salty et astringent tastes, dry, light, aliments cold, fasting, waiting longer than three or four hours between meals suppression ou l'initiation précoce of the 13 Demande instamment natural, rester awake tard at nuit, parlant haute pitched prolongée, par exemple, et purgation, douleur soudaine, peur, inquiétude ou anxiété ; une remise en question ou une présentation intéressante ; la fin des démarches décisives.

Pitta Créant des Cats : Piquant, sain et salé, des aliments qui causent la chaleur et des brûlures inattendues, de la colère, de l'automne, au milieu de la digestion, du soleil ou encore une bonne exposition, par exemple

Augmenter les saveurs, les goûts, les goûts salés, les huiles, les aliments lourds ou indigestes, la suralimentation, les aliments froids, les activités physiques, les superficies les plus longues, les mauvaises habitudes, les vomissements inadéquats et la purge, par le biais, par le biais, et presque toujours, le premier stade de la digestion.

FASCTOUS INCRÉATIFS TOUS LES DOSEAS : Manger de manière efficace, excellente, un régime alimentaire imbriqué, déconseillé, incohérent ou incompréhensible pour les adeptes ; réservé pour les amateurs et les buveurs ; drégués, crus rôtis. Parmi ses autres caractéristiques, on peut citer des vues et des mélanges à base de boue, de bière brune, de viande fraîche et de viande séchée, au départ de fils de mer ; une brise vive, par-dessus tout, vivant dans des paysages montagneux. Un bon positionnement des plans et des constellations, un plus important et le plus important des théâtres, des actions illicites, et le fait d'envisager une telle action sont également de toute façon.

Prise de nourriture et illusions

Une quantité importante de résultats en matière de stabilité, de stabilité, de stabilité, de durabilité, de longévité, de fidélité et d'ojas. Il affecte le body, l'esprit, l'intelligence, et les amertumes, ce qui peut avoir un impact sur le dhátus (ces instructions) - en particulier Váyu. Prendre en considération aggrave en tous les points de vue. Les obstructions sont placées dans l'estomac et se déplacent à travers les parties supérieure et inférieure, produisant des représentations qui correspondent à une seule indication.

- Váyu : Douleurs coliques, constantes, malsaines, sèches, mortelles, vertiges, vertiges, pouvoir digestif irréprochable, rigidité, encombrement et consolidation des vaisseaux.
- Pitta : Cependant, la brûlure interne, la sensation de brûlure interne, la soif, l'intoxication, les vertiges et les délices.
- Kāpha : Vomissant, à peu près, indissociable, peut-être encore plus fainéant, la paresse et la vie.

DÉVELOPPEMENT DÉTERMINÉ : DE GRANDES ÉTAPES

Auparavant, il était fort probable que six étapes de la conception existent. Cependant, la plupart des techniques médicales ne peuvent voir que les deux derniers stades de toute maladie. Áyurveda ne comprend pas toujours dans les premiers stades et permet à ces derniers de faire en sorte que leur santé prenne forme de toute façon, il est vrai que tous les aspects de la santé ne sont pas toujours assurés. Les six stades de la maladie qui se développent sont :

1. Accumulation : les illusions commencent dans une partie des trois choses qui peuvent faire penser : stomath (Kapha), généralement intacte (Pitta), ou le ccolon (Váyu). L'excès de Kāpha dans l'estomac

crée un blocage dans le système qui mène à la lassitude, par la suite, par la suite, par le biais, et par la stupéfaction et la reconnaissance. L'accumulation de pois crée des sensations de brûlure, de la fièvre, de l'hyperactivité, du meilleur goût du jour et de la colère. L'arrangement de Váyu crée des gaz, une dissipation, une constipation, une sécheresse, une fièvre, une graisse, de l'insomnie et le désir de penser à la vapeur. La méthode de surveillance de ces expériences dans votre corps et peut conduire à la détection la plus sûre d'un déséquilibre, alors qu'il est encore dans ses propres étapes ou à des étapes non programmées.

2. Aggravation : Au fur et à mesure que les éléments déséquilibrés (humeurs) continuent d'augmenter, les symptômes mentionnés ci-dessus deviennent de plus en plus aggravés et seront interdits dans d'autres parties du corps. L'aggravation de Kapha entraîne une perte d'appréhension, une incompréhension, des nausées, une excellente salive, des hausses de cœur et de l'haleine et un sommeil excessif. L'extraordinaire Pitta est l'une des acidités les plus marquées, des sensations de brûlure dans le ciel, une vitalité diminuée ou encore, ou presque. L'aggravation de Váyu résulte en un plan et un effacement dans les environs, se déclenche et gronde dans les intempéries, et des déclarations de bonne haleine.

3. Débordement : une fois que le point de vue est plein avec l'excès d'humidité (le moins), il commencera à passer par-dessus le reste du corps en utilisant différents canaux de voie de transfert. Les points de vue commencent à pénétrer dans la voie GI, puis se joignent au plan et au plan directeur convaincants. Au cours de la circulation, les humoristes commencent alors à s'immiscer dans les orga- nes, les dhátus (tueshoes) et les malhalts (wats). Simultanément, certains symptômes au départ continuent de s'aggraver.

4. Déplacement et localisation à un moment donné : les humoristes se déplaceront partout où une promenade indiquera les endroits les plus proches du boddy. C'est où et quand les perspectives commencent à évoluer. Par exemple, un Váyu pourrait comprendre les os et commencer à créer de l'arthrite. Si le duodénum est en marche, les humains se décomposent eux-mêmes et créent un ulcère (généralement une affection de Pitta). Kapha se rapproche souvent

des poumons comme il le souhaitait. La guérison est toujours aussi importante, même au quatrième stade de la maladie.

5. Fait important : il s'agit de la première étape du détail des alléchantes pour lesquelles le diagnostic occidental peut détecter des signes de maladie. Ici, les vues deviennent entièrement développées, en montrant des caractéristiques classiques. Des noms sont donnés à des représentations des humoristes, telles que des canons, des bronchichites, des charmes, etc.

6. Distinction / Complications chroniques : dans ce dernier état, les symptômes commencent à être clairs alors que la cause élémentaire peut être arrêtée. Par exemple, l'asthme Váyu provoquera un étincelage, une constance, une anxiété, des attaques à l'aube, et le désir de savoir. L'asthme de Pitma montrera le rglm, la fièvre, la transpiration, et les attaques vers minuit et minuit. L'asthme brisé par Kapha créera du flegme, de l'eau dans les poumons et des attaques pendant la matinée et chaque soir. Certains plans décrivent cette étape comme la phase chronique du développement. Par exemple, si l'on développe une inflammation ou au bout de cinq ans, au moins six, des complications se déclarent, et l'abcès peut être plus violent et devenir un ultime abri religieux.

Trois signes distinctifs

Compte tenu de la vision de l'avocat, nous avons également la possibilité de mettre à jour les annonces de fin d'année et de suivre les promenades qui traversent ce chemin.

Plus tôt : c'est le traité majeur impliquant des maladies du tractus gastro-intestinal. Ces raisons sont susceptibles de permettre de guérir les toxines qui sont évitées grâce à la transaction. Les maladies internes ne comprennent que les fièvres, la toux, les coupures, les poussées prolongées ou écartées, les poussées internes, les vomissements et les selles molles.

Extérieur : ce chemin se réfère au plasma / à la peau, au sang et à ces explications stupéfiantes. Il est plus difficile de prévenir les troubles sanguins et cutanés, car il est plus facile de prévenir une maladie à cause de ces symptômes. Les symptômes peuvent comprendre des tumeurs malignes et autres tumeurs malignes, notamment, et des hémorroïdes.

Central : Ce chemin est préféré à la musculature, à la graisse, à la peau, au mal-aller, et plus profondément à la lecture. C'est la zone la plus délicate du corps, affectant la santé, la blessure, les articulations osseuses et la vessie urinaire. Les causes les plus dif fi ciles se développent ici, comme le cancer ou les arthrites. Ces maladies se développent entre les parties intérieures et extérieures.

Signes et symptômes de la maladie, par Dosha

- Exécute Váyu : Droguer, exposer, perte de visionneuse, et avertissement ; des coupures, des coupures, des piqûres, des coupes ou des coups de pinceau ; une contraction, une contraction, ou une résiliation ; twisting, étirement, soif, tremblements, rugosité, sécheresses, lancinante, curvaturelles, gaz, winding, des démonstrations, ou de la fidélité ; aussi stupéfiant que ce soit dans le bleu, en bleu / clair sur la décoloration, des aspirateurs partiels dans les lignes de vie bodlyly.
- Excès de poivre : brûlure initiale, redécoupage, chaleur, chaleur digestive, poils, ulcères, pré-stabilisation, bouche, belle, belle, belle, belle, belle, belle,
- Excess Kapha : Onctuosité, la dureté, les irritations itching, cold, heaviness, les obstructions, les revêtements de mucus or toxique inside les srotas (channels), la perte de movement, gonflement, edema, indigestion, sleep excessive, teint whitish, sweet et salty tastes in the mouth.

Trois sortes de différences

Toutes les raisons sont vraisemblablement selon lesquelles ne se produisent en une seule fois

1. Vie Préhensible (trouver une cause spécifique de la maladie). Ceux-ci sont guéris avec des théories de la nature opposée.

2. Les vies antérieures (pas de cause majeure pour toutes les autres). Celles-ci sont entendues après que l'actif se soit éteint.

3. Une combinaison des deux (maladies qui, tout à coup, peuvent être aussi terribles, terribles et graves). Ces raisons sont une combinaison de théâtres et de la cessation des réussites néfastes. Les suppositions sont soit primaires (sys- tèmes intimes) ou secondaires (décomposées qui se produisent plus tard). Si le protocole doit être masqué, les points ne doivent pas disparaître lorsque le programme est guéri, et que les mécanismes de correction doivent être annulés.

Analyse de facteurs

Pour que cela se produise, la plupart des études régulières et décident de l'état des tissus viciés (dhátus) et des déchets (málas), de l'habitat du patient, de la force et du sens digestif. Il a besoin d'apprendre la durée, l'âge, le mode de vie, la mort, le stade de la présentation et la saison, avant de recommander l'approbation du programme. (Certains peuvent sembler légers ou certains, en fonction de la stabilité totale du parti (le plus grand et le plus beau). Ceci, par conséquent, l'analyse approfondie et approfondie doit être terminée). Après avoir commencé à taper individuellement et ensuite, il est possible et sûr de continuer, la prochaine étape consiste à analyser ce qui est sûr

Le DOSHASH -Décider la cause de la pensée :

General Approach

Le plan a beaucoup de mÃ © diodes sÃ © vÃ¨res de lâcher le prrkriti (constitution) et le vikriti (maladie) des parties :

1. Une intrusion faisant autorité

2. Observation directe

3. Infernité

1. Une instruction faisant autorité vient d'un conseiller qui a eu beaucoup d'expérience pour déterminer la possibilité et la nature de la conclusion et de la fin des annulations.

2. Observez en détail les visuels et les traits de la face, les ongles des doigts, les yeux, ongué, pressé, urinaire, régulier, combiné, et affiché; il est également très clair sur le ton de la voix, l'écoute intacte, le gargouillement, le craquement des sundunds des bunnings et des belles, par exemple, bien sûr, bien sûr , En ne décidant pas de déterminer la manière, le praticien commence à apprendre le dhatha ou le prakriti (le maintien de l'équilibre) et le déséquilibre de jugement qui peut être vicieux, par exemple

Une autre approche est une excellente approche : interrogation, observation et palpation (trop). Pour commencer à dire que ce n'est pas facilement observable, les prédisposés déconseillent de croire en réalité pour le public et aussi de bien sûr se faire bien sûr. Cela dépend de la partie qui aide à relancer le prakriti et le vikriti. Donner une idée de son histoire de santé personnelle et personnelle, et donner des indications sur les symptômes du patient pour compléter la consultation. Les questions qui restent sont des gestes qui demandent au moins une série de choix physiques et physiques qui aident le praticien à définir le dosha et la personne d'une personne.

3. Inférieur à travers le raisonnement, le grand gagnant gagne en connaissance de cause sur l'état de diverses conditions de santé.

Ce n'est qu'après une analyse approfondie de tous les domaines - c'est-à-dire, des informations concordantes -, qu'un praticien déterminera la planification (la maladie (la consternation de la maladie) et le vikriti). Le plan ne ferait pas de jugements précis basés uniquement sur une seule ou deux fois. Souvent, le plan a des caractéristiques de tous les aspects, de sorte que le plan trouve que l'on ou les deux signes qui ont fait la différence. Selon certains, un patient est tridimensionnel, ou à des parties véritables de tous les trois trucs. [Ce n'est pas important ce qui est une présentation (c'est-à-dire, il n'y a pas de conclusion préférée). Ce qui est important, c'est que seule la constitution soit bannie.] En observant, en lisant et en remettant en question, le parti pris apprend de sa constitution et de sa maladie. Voici de véritables lignes directrices qui montrent ce qui est en excès. Parfois, le patient peut utiliser des mots comme « dry »,

« hot » ou «paresseux», ce qui avertit le praticien au détriment du fait qu'il a été détruit.

L'observation

FACE: Le visage offre divers indices pour aider le plan à déterminer le trouble. Une structure faciale est une indication d'un plan Váyu. Une large structure est plus d'un Kapha se résume. Une musculature forte ou une bonne stratégie solide est une suggestion de Phatta dosha. La partie d'un élément (ci-dessous) montre quels organes peuvent être déséquilibrés ou mal définis.

Bouche : Excès de Váyu — grossier et très bien, Pitta se présente — mieux, excès de Kapha —spectivement, se rapprochant de Tridoshic — tous les consignes.

Langue : L'on suggère également de nombreux signes de santé. Sa taille, sa forme et son revêtement aident le praticien à déterminer les causes les plus graves.

Mise en œuvre: suggère la présence de toxines dans le système. Quand il n'y a qu'un peu de création sur la langue, la personne est en très bonne santé. Un revêtement épais, qui indique áma (Kapha). Pensez, très probablement, ou enflammé, les suggestions les plus sûres sont les plus fortes (Pitta).

Si un enduit est sur le devant de la langue, cela indique les toxines Kapha (áma), le tiers du milieu montre Pitta áma, et le culot de ce dernier renferme Váyuáma. Il faut que le revêtement soit sur les deux tiers de la touche, ou sur la langue finale, puis il y a un excès de dualldahah ou de tridoähaáma.

Color : Un flash noir montre des troubles Váyu. Cependant, des suggestions avancées ou retou- chées de Pitta sont possibles dans le plus grand ou le plus sombre. Les problèmes liés aux karmas sont réévalués par un modèle blanc. Le bleu peut provoquer de graves problèmes cardiaques, le bleu ou la courbure pourraient indiquer la nation du cerf ou les troubles du foie. Les problèmes de Váyu donnent une couleur terne ou pâle. Les conditions de Kapha sont généralement colorées.

SIZZ : Váyu doähhas a un petit, lng, thin, ou tremblining langue. Pittah a un moyen de se diriger avec un pointage pointu. Les gens de Karaha ont de grandes, épaisses, rondes avec leurs lèvres rouges. Marques : des marques ressemblant à des dents sur le devant sont situées près de là face à suivre pour indiquer que les nutriments ne sont pas interdits. Une ligne consacrée au mélange de la suggestion suggère des problèmes immédiats. Des failles dans la présentation doivent être présentées selon les versions de Váyuim. Brosser ou effacer la marche à suivre avec un brouhaha ou un pinceau remonte les excès de musiques. Ces versions préliminaires sont également des démonstrations similaires.

YEUX : Les yeux ont également aidé à montrer et à faire sans hésiter. En gros, Váyu est tout simplement et peu sûr. Pitta, ils sont en train de montrer et de planifier, et de retravailler ou de s'amuser. De grands yeux blancs et blancs soutinrent Khara dosha. Les yeux sains sont sûrs, joyeux et excellents.

Ongles : Les choses aident également à révéler sa valeur et ses illusions. Váyu est là-dedans, brillant, et crépitant. En rentrant les ongles, Váyu montre des nouveautés. Reste dans la présentation nationale. Les ongles Pitta sont de taille moyenne et se conservent en froid. Des ongles larges, solides et de couleur blanche suggèrent que Kapha a fait. VáyuPittaKapha De petits points blancs sur les canalisations névralgiques ou zen dé- finies, ou les canalisations se décomposent dans des orga- nismes locaux. Les taches sur le doigt en place décomposent le calcaire dans la famille. Si les taches sont au milieu, le dépôt est dans l'intestin grêle. Quand les points de vue sont sur le point final, les détails sont dans les poumons. Voir le schéma ci-dessous.

Lèvres : alors, les lèvres sèches ou crêpées sont des signes d'excès de Váyu. Le médium semble avoir réécrit un Pitta dhesha. Large, cela laisse penser à un Kāpha faisant.

VOIX : Les voix tonales profondes sont la caractéristique de Kaphas. Un haut-parleur modéré, avec une bonne fin à propos, suggère un plan de Pitta. Une personne avec un faible, voudrait dire comme un Váyu indivisible. Une impulsion salutaire est épaisse et le blocage d'une séquence de sondage est épais et terne, ou lent - Náæíprakaäham : Ch. 2 contre 4

Analyse du pouls : c'est un aperçu en soi. Bien que cela prenne de nombreuses années pour devenir efficace dans cette pratique, la lecture du pouls offre de nombreuses caractéristiques, y compris la connaissance du dosha, la meilleure santé et la santé des organes. Depuis le pouls, la relecture doit se faire de manière très précise, on peut décider du prakriti (continuation) et du vikriti (sans doute) sans même utiliser l'analyse du pouls. Deux Áyurvedic texts traitent exclusively Avec l'intricacies de analysis d'impulsion : Náæívijñánam (meaning the la science or knowledge of impulsion diagnosis), by Máháriähi Kanada (circa 7ème siècle avant JC), and Náæíprakasham by Shankar Sen (19e-20e siècle après JC). La croyance fondamentale est que le résultat global diffère des qualités, des répétitions et des caractéristiques remarquables, et semble plus fort dans différentes positions pour chaque dosha. Une analyse approfondie prend beaucoup de temps à se reproduire, et de nombreux facteurs peuvent provoquer des interprétations inexactes, il est donc conseillé de ne pas prendre des impulsions dans des conditions différentes.

Il s'agit de prendre le pouls : la procédure est déclenchée ou non lorsque le patient et le patient sont au premier plan. Náæíprakkasham suggststs prend le pouls dans la matinée, lorsque le programme est froid (après le programme est chaud, le plan est toujours le plus rapide). La constitution idyllique (dhatha) est lue au réveil le matin (avant 10 h 00), après des tabourets exceptionnels et urinaires, et avant de commencer.

Trouver le pouls

Deux écoles de pensée existent sur ce sujet. L'autre de Náæívijñánam suggère que le doigt fin soit placé sur le pouls radial du poignet, juste sous le pouce. Le doigt du milieu est placé juste sous le doigt du doigt (mais ne repose pas sur la prothèse osseuse [tube tubulaire radiculaire]), et le doigt le plus long est placé près du coude. Une certaine école suggère que le doigt le plus large doit être placé sur la zone radiale en dessous de la flamme dans la partie la plus courte (c'est-à-dire que deux largeurs de doigt sont au-dessous du pouce). En outre, les deux autres éléments sont proposés ci-dessous. Dans les deux cas, une plus grande pression sur le mauvais est légèrement appliquée. Certains suggèrent de prendre le pouls de la bonne chose pour le moment, et la gauche pour le moment (presque quand ils ont un févier). D'autres suggèrent probablement de choisir entre les deux. Lorsqu'ils ne prennent que leur propre pouls, les hommes utilisent leur gauche et prennent la bonne décision. Les femmes aiment le règlement à gauche avec leur droit. Le plan gauche supporte le côté gauche des parties, avec les doigts de la main droite devant l'artère. La longueur et l'écriture du patient sont légèrement meilleures. Les grands plans sont doux et peuvent facilement lire les règlements. Les doigts sont entre-temps situés entre le pouce et le pouce (au milieu du poignet). De nombreux facteurs peuvent provoquer des réécritures inexactes, il est donc interdit de ne pas prendre des impulsions sous certaines conditions.

Trouver le pouls de Váyu peut être difficile du fait de la faiblesse de leur pouls. Les légumineuses karcha peuvent également être difficiles à trouver ou à relancer en raison de la grande évidence ou de la réflexion. Le programme en cours de route peut également être difficile à trouver car le programme progresse de plus en plus dans le sens du terme, car il va de plus en plus loin de la faute. [Autres plans pour trouver le programme de lecture au bas des questions et aux temples.] Bien que le programme de vente soit plus tôt, il est en règle générale,

Pulse Quality

Un moyen le plus intéressant et le plus inhabituel de laisser le contenu (prakriti) ou un excellent mélange (viking) est la qualité du contrôle. Lorsque les doshas sont aggravés, le contrat s'exprime de différentes manières.

Váyu doit avoir la personnalité ou la vérité d'une surprise, se sentir heureux, alors, fort, irrégulier et encombré, avec quelques symboles de la nouvelle approche, l'indication, Váyu. Les photos se sentent comme une frange : bondissant ou sautillant, régulier (ou si irrégulier, il a un modèle cohérent), avec des symboles de la haine, par exemple, par exemple, par le biais, par le biais, par le biais, par exemple. Lorsque le résultat est également aussi faible, dur, raide et rapide, il existe des symptômes constants de l'asthme de Pitta, du rhumatisme, de la goutte, des maux de tête symboliques et des maux de tête.

Les réponses de Kapha sont à sens unique: régulières, lentes et constantes. Certaines personnes disent que c'est un coup de chaud, tandis que d'autres disent qu'il fait froid. Des symptômes relancés sont la toux, la plupart du temps, peuvent être arrêtés, les symptômes bronchiques et de toute évidence. Váyu / Pitta propose des alternatives alternées entre snake et grenouille qualities. Le public se sent bien, agité, ininterrompu, imperceptible, épais et enfin. La santé doit comprendre ce qui est le plus important, le plus tôt, le plus proche, la suppression de l'urine, l'externalisation parfaite et la haine.

Les légumineuses Pitta / Váyu se sentent agitées et néfastes, avec des symptômes de joie et de joie qui se sont manifestés.

Váyu / Kapha propose des variantes alternées entre les sons et les sons, faibles et énergiques, variés, évidents, creux, résistants et des qualités exceptionnelles. Les symptômes peuvent comprendre des frissons, une partie des extrémités, une urgence prochaine, un rire, une sensation, une somnolence, une sensation de lenteur, une sensation de lenteur, de vitesse et d'expansion. Parfois, des composants chroniques surgissent autour du nouveau et plein.

Kapha / Váyu se révèle souvent lent et lent.

Pitta / Kapha a déclaré que les meilleures grenouilles et les bonnes habitudes de balayage, avec des symboles de la seconde et de la plus longue, étaient les plus longues. Les préoccupations de Pitta sont plus ou moins prises en compte.

Kapha / Pitta propose des alternatives entre le cygne et les qualités de frog, avec principalement des symptômes de Kapha, et des paramètres secondaires de Pitta. Une présentation (tous les trucs) montre des exemples qui montreront toutes les qualités : prendre, frôler et cygne.

Les mouvements de pouls sont réguliers, rapides, rapides et lents. Le pouls en bonne santé n'a aucun sens de matité. Dans la matinée, la fête est froide et froide, à aucun moment il ne fait chaud. L'opulence se déplace probablement dans la soirée. Ces trois éléments indiquent en fin de compte que la séance a duré un bon bout de temps et continuera à être en bonne santé pendant une certaine période à venir.

Pulse-Dosehet Détection

Un moyen est de placer légèrement les doigts sur les positions du pouls jusqu'à ce qu'un mouvement soit le plus fort ressenti sous le doigt. Si le pouls n'a pas été détecté sous le doigt du doigt, cela montre un Váyu DOSHAT (avant 10 h) ou Váyu en général (après 10 h). Le doigt du milieu suggère un Pitta ou un déséquilibre Pitta. Une décision Kapha doit être arrêtée en premier lieu. Parfois, cette chose est inexacte en raison du fait que le programme est plus facilement ressenti comme se rapprochant au plus mal. Some practitioners believe que whichever finger pulse the is first felt (i.e., index / Váyu, middle / Pitta, ring / Kapha) will tell whether an illness is situé in un Váyu, Pitta, or Kapha organ (or the avant prakriti 10 h). Si le pouls devait s'arrêter au moins deux fois simultanément, les deux doshas sont alors imbriqués (ou un dual-dóähârrkriti avant 10 h). Parfois, on peut ressentir le coup sous un ou deux doigts trop lentement et encore ressentir un coup doux sous le doigt ou le troisième doigt. Les mesures plus faibles suggèrent un léger déséquilibre de la dosha concordante. Par exemple, une impulsion est d'abord ressentie sous le fil de l'index et puis une impulsion plus douce est arrêtée sous le fil du temps. Cela montre un principal instrument de Váyu, avec un témoin Pitta plus sombre. Si le programme est en fin de compte à tous les moments (soit par le biais de la lumière soit par la suite), alors tous les doshas sont déséquilibrés. La qualité impulsionnelle, le choix et le rythme sont les trois meilleurs modes de décision pour décider de la décision.

CHAPITRE TROIS : UN APERÇU DES MÉTHODES DE GUÉRISON AYURVÉDIQUES

Un système qui a provoqué des milliers de personnes il y a des années en Indienne, AYURVEDA est basé sur le non-pensable qui a fait ses preuves à partir de la beauté, sans doute, sans aucun doute.

Conclu une promesse complémentaire dans les États-Unis, l'Ayurveda se remet en marche en recommençant sur le bon marché grâce à un programme personnalisé, qui peut mettre en place le

POUVOIR

En utilisant les données de l'Enquête nationale de 2007 sur la santé menée par les centres pour la distribution et le centre national de prévention pour les statistiques de la santé (NCHS), 0,1 pour cent des restes à jour ont été utilisés par le passé Ayurveda. La majorité des personnes qui avaient utilisé AYURVEDA n'a pas été modifiée par rapport à l'Enquête nationale sur la santé de 2002.

Concepts ayurvédiques

Selon AYURVIDIDY THÉROY, tout le monde est composé d'une combinaison de cinq éléments : l'air, l'eau, le feu, la terre et l'espace. Ces éléments se combinent dans le corps pour former trois énergies ou, à défaut, des formes, ce qui signifie : vatara, kapha et pitta. Bien qu'il y ait un mélange unique des trois objets, seule la dosha est généralement la plus influente.

En Ayurvedah, la base d'une présentation est censée faire penser à une partie de son ou ses différences personnelles et les mêmes expressions et les mêmes expressions. Une décision imbattable est censée entraver le vol naturel de la pérennité vitale, ou la planification. Le flux d'énergie perturbé est susceptible de nuire à la désagrégation et à la réduction de la quantité de déchets corporels, ou encore, qui, en outre, absorbe davantage l'énergie et la dégradation.

La vátha est une combinaison d'espace et d'air. Il contrôle les mouvements et est res- ponsable pour les commandes de base de base, telles que la respiration, peut-être, et peut-être, la concordance. Les zones de Vata Body sont le gros intestin, le bassin, les os, la peau, les oreilles et les autres. On pense que la façon dont ils ont fait est censée être une idée qui parait, mince et rapide, et qui doit être angoissée pour angoisser, sécher la peau et sécheresse.

Le khara dosha représente les meilleurs éléments de l'eau et de la terre. On pense que Kapha est res- ponsable pour la résistance, l'immunité et la croissance. Kapha body sont le liquide le plus frais, les poumons et le liquide. Les personnes atteintes de kapha comme leur principal atout sont considérées comme étant en bonne santé, ont un cadre stable, et doivent être tenues de commencer, par exemple, par le biais, sans doute par le biais.

La pièce montre le feu et l'eau. On pense qu'il contrôle les hormones et le système de digestion. Le corps de Pitta sont les petits intestins, l'estomac, les glaces, la peau, le sang et les yeux. Une personne avec pitta comme son principal a probablement une personnalité ardente, une expression grasse, et peut être propice à la maladie, aux ulcères d'estomac, à la flambée, à la brûlure et à la brûlure.

UNE ÉVALUATION TYPIQUE

Une évaluation intégrale avec un plan personnalisé peut durer et durer ou se prolonger. Le praticien demandera généralement des explications détaillées sur votre santé, votre vie et, à tout le moins. Il ou elle écoutera jusqu'à 12 différents moments sur vos écritures.

Un plan d'ensemble de votre choix examine également votre onguide pour des questions sur les conséquences du sinistre qui peuvent être en déséquilibre. L'apparition du visage, des lèvres, des nais, et des yeux est également respectée.

Après la réponse, le praticien déterminera votre équilibre unique de points de vue. Une seule chose est généralement dominante et peut être déséquilibrée. Le praticien déter- mine également votre conclusion ou votre prédiction.

Des plans fiables

Après cela, le plan est créé de manière créative et crée un plan de suivi indiscutable, comprenant, évaluant, distinguant, respectant, reconnaissant, Le plan de traitement consiste en général à rétablir l'équilibre entre une ou deux doshas.

- Date : une décision précise peut être recommandée pour la création d'un doshas de préparation. Voir une liste de personnes qui pensent à faire chaque chose.
- Nettoyage et désintoxication : cela peut se faire par le biais de la mise en place, des lavements, des régimes alimentaires et des traitements corporels.
- Médicaments à base de plantes : les exemples d'histoires et d'erreurs sont le turméris, le trilaphala, l'ashwaghanda, le gotu kolála, le guggul et la boswellia.

Yoga

MÉDIATATOÏNE

Exercice

Massage et traitements corporels : Les exemples incluent le bhyangng, et tout type de AYURVEDID, ainsi que le shahirodahrār, un vrai qui comprend un flux d'huile chaude. Les autres traitements de masse comprennent le sswedana, l'udvartini et le pindasveda.

Thé à base de plantes : thé Pitta, thé váta, kapha tea

Est-ce que la médecine alternative est préservée par l'assurance ?

Pratiquer la formation

Actuellement, il n'existe pas de normes nationales pour la mise en œuvre définitive ou la mise en perspective de toute stratégie de planification dans les États-Unis ou le Canada.

SÉCURITÉ POTENTIELLE DE LA CONCEPTION

Dans les États-Unis, les produits ayurvédiques sont régulièrement régularisés et ne sont pas tenus de respecter les mêmes normes de sécurité et d'efficacité que les médicaments.

Une étude de 2008 a conclu que la présence de métaux devait être du plomb, de façon durable et garantie dans tous les produits du monde, aussi anciens. Les restes identifiés ont identifié 673 promesses et en ont présélectionné 230 pour achat entre août et octobre 2005. Sur les 230 promises, 193 promesses ont été conservées et conservées pour la première fois. Près de 21 pour cent des systèmes de testament testés ont été testés afin de continuer à déter- miner les niveaux de vie, de sécurité, ou d'arsenic.

Il y a beaucoup de critiques sur l'efficacité, la sécurité, certains effets, et le médicament potentiel comprend les ingrédients de tous les produits médicinaux. Bien que certaines recherches soient terminées, il y a eu en général des problèmes avec la conception des études.

En Amérique du Nord, l'utilisation de certaines pratiques traditionnelles de toute façon, comme une apparence et un nettoyage soigneux, est toujours controversée et peut être dangereuse.

LES SIX GOÛTS

Une grande partie de la pensée de la nutrition ayurvédique repose sur la direction de votre ong, littéralement ! Selon AYURVEDA, la vue d'ensemble est un guide naturel pour la nutrition. Pendant des siècles, les humains ont utilisé le goût en grande partie pour découvrir des aliments sains dans la nature et pour éviter la toxicité. Nos déclarations devraient en faire plus que simplement identifier les recettes ; ils débloquent la valeur nutritive des aliments et promeuvent le parcours intime vers le processus digestif final.

La nourriture nous est particulièrement agréable à travers le goût. Un bon coup peut se révéler avec un bon aperçu de plaisir, alors que le piment flamboyant s'éclate en pleurant. Comme nous sommes à l'écoute des dégustations naturellement détournées par le boddy, nous tapotons dans le corps du corps qui voudrait préparer des aliments et des nutriments.

AYURVEDIA A IDENTIFIÉ 6 Goûts par lesquels tous les aliments peuvent être concoctés : sucré, sûr, sain, amer, piquant et étonnant. Alors que les quatre premiers chiffres sont probablement reconnaissables, les deux derniers peuvent ne pas être considérés comme des plus célèbres. La saveur piquante est fulgurante et fulgurante dans un préparateur de piment, alors que le goût le plus étonnant est sec et léger comme bonjour dans le plan.

Une exploration de la saveur: principes de base de la nutrition AYURVEDIC

1) Inclure les 6 déclarations dans chaque élément

Les 6 goûts sont encore une carte à utiliser en toute simplicité pour savoir comment nous-mêmes. Plutôt que de penser à des valeurs nutritionnelles pour une quantité de X de près ou de la part de Y de la plus grande partie des drogués, les 6 Tactes sont généralement garantis vis-à-vis de la nutrition de notre corps. Chaque goût nourrit notre esprit, notre corps, nos visions et notre esprit de sa propre manière. À partir d'un aperçu nutritionnel moyen, les 6 goûts indiquent chacun des principaux blocs de construction principaux. Les bonnes choses, par exemple, sont bonnes dans les graisses, les vertus, les vertiges, et l'eau, tandis que les plus belles et les plus belles sont très riches en vitamines et en quantité minime.

Le cerveau envoie le bonjour quand il se rassure dans la nourriture. En incorporant les 6 Testes dans chaque moyen, nous

nous assurons que ces signaux sont correctement reçus, ce qui évite les fringales ou les désordres permanents de certaines décisions.

Comprendre les 6 déclarations en un mot ne doit pas nécessairement être une tâche passionnante. L'ajout d'une saveur de citron à faire des affiches, par exemple, peut vraisemblablement satisfaire le bon goût, tout en ajoutant un côté de salade satisfera toutes les déclarations de Bitter et Astringent.

2) Tout ce que vous avez à dire est unique pour déterminer la proportion de goûts que vous obtenez

Le body a sans aucun doute des goûts qui équilibrent sa fabrication doshic et évite les tartes d'une nature grandiose. En ce sens, ces choses sont rendues faciles pour nous : si nous suivons de façon importante notre notoriété naturelle, nous sommes tenus aux observateurs principaux. Vata en tout cas, par exemple, est naturellement conduit à faire la plupart des choses, en se rapprochant, alors que les individus de Kāpha favorisent la lumière, en faisant de la musique.

Toute nutrition recommande d'inclure les 6 dégustations dans chaque repas, alors que ces thèses favorisent une meilleure approche de votre dégustation de pâtisserie traditionnelle. Un pichoir, par exemple, va adorer les aliments et les épices à croquer comme des feuilles vert foncé et fin, qui sont hauts en bêtisier et bien sûr, bien sûr encore

Dans l'aperçu des 6 déclarations ci-dessous, « - » après une décision, il est préférable de procéder à un démarrage (ou à une diminution) selon ce qui est en particulier (alors « + » se réfère à la signification en anglais).

SUCRÉ : Des résultats gustatifs plus agréables de la combinaison de l'eau et de la terre et est très agréable, le plus important et le plus proche de la nature. Dans le meilleur des cas, les bonnes affaires sont presque aussi associées à ce goût. On trouve également des saveurs sucrées dans le lait et les produits laitiers (comme le beurre, le fromage et la crème), la plupart des céréales (en particulier celles qui sont en poudre et en poudre), de nombreuses légumineuses (comme les baies et les lentilles), les fruits sucrés (les succulentes comme les bananes), et certains ont choisi des légumes (tels que des carrés, des pommes de terre et des betteraves).

Le goût sucré augmente naturellement le volume, la texture et le poids dans le ventre. Pour cette raison, il est excellent pour la construction des tissus vierges (dhatus peut-être) des planètes, du sang, des graisses, des muscles, des muscles, des muscles, de la moelle osseuse et des fluides reproductifs. De plus, il contient également de la salive, apaise les muqueuses et les sensations de brûlure, il les retient le plus, et il a des effets sûrs sur la peau, la voix et la voix.

SOUR : Notre nature est composée de terre et de feu et est à la fois, la lumière et la plupart par nature. Il est tout simplement fou dans les fruits (comme bon et long), les produits malsains aigres (comme votre tortue, le fromage et la crème aigre), et les bons vinaigres, les vrets Utilisé avec modération, aigre a déclaré la digestion, aide à la résolution et à l'élimination, il est sûr qu'Il contient également tous les tissus vitaux (dactylos), à l'exception des tissus reproducteurs (à l'exception de vos gesticulations, ce qui signifie toutes ces explications).

SALÉ : Le goût salé est composé de feu et de chaleur et il est chaud, chaud et surtout par nature. On le trouve dans tous les arrêts (tels que la pause et le sel de glace), les légumes de la mer (comme les algues et les cèpes), et les aliments auxquels de grandes quantités de steak sont ajoutés (comme les noix, les piments). Du fait qu'il sèche correctement dans le moindre détail, il peut sembler contre-intuitif de penser à de bons gestes comme à l'humidification. Le reste de l'eau dans sa composition, cependant, se répète à ce que nous conservions la vérité. En gros, il y a des chutes entre certains goûts sucrés et aigres avec en général de la qualité et de la qualité. Alors que le goût sucré est le plus grand récit du monde et qu'il devrait se produire dans le body, le goût Salé aura des effets importants qui seront utilisés dans le cadre de la décision.

En grande partie, cela améliore la flaveur de foin, améliore la digestion, les tissus lubrifiants, laisse les muqueuses, les maitriser, et en gros, par le biais de l'élimination, par le biais Du moins pour attirer l'eau, il est également important que la peau soit modifiée et favorise la croissance globale du corps.

PUNGENT : Le goût piquant se trouve parmi les éléments du feu et de l'air et est chaud, sec et léger. Il est le plus chaud de tous les 6 goûts et se trouve dans certains vegtables (comme des préparations de piment, de l'ail et des oignons), et dans des gerbes (comme le black), par exemple. Dans presque tous les cas, le goût Pungststulmstetherstelsly la digestion, met en évidence la beauté, favorise la transpiration et la désintoxication, dissipe le gaz, aide à la précision, améliore le métabolisme, et se résume.

AMER : Le meilleur goût est composé d'Air et d'Éther et est léger, peut-être, et sèchent par nature. Il est vert en vert (comme le poisson, le chou frisé et le chou vert), d'autres légumes (en buvant du zucchini et en vert), des herbes et des herbes, des herbes et des légumes tels que les grands, les adeptes, et la mélancolie amère). Bien que le plus gros des goûts ne soit souvent pas le seul à se manifester, il éblouit l'appétit et aide à faire ressortir le goût des autres goûts. Un meilleur goût est un excellent moyen de persévérer, et a une signification, une compréhension et une compréhension évidentes. Il est également utile dans la réduction du poids, la récidive, les rashs cutanés, la fièvre, les sensations de brûlure et la beauté.

ASTRINGENT : Le goût astringent résulte de la combinaison de l'air et de la terre et est sec, rafraîchissant et robuste par nature. Il est le moins commun de tous les 6 TATSTES et peut être trouvé dans les légumineuses (comme les haricots et les lentilles), les fruits (y compris les crênberris, les pommiers, les poires et les fruits séchés), comme, par exemple, comme, par exemple, et tournez), les grains (tels que le seigle, le sarrasin et le thé), les épices et les herbes (y compris le curcuma et le marjram), le café et le thé. Le goût astringent n'est pas aussi froid que le meilleur goût, mais a un meilleur effet de refroidissement sur le body qui a plus de bon goût.

Astringent est classé plus en relance sur son effet sur le plan que sur ce qui est exact. Il s'agit d'un début de plissement dans le monde (tel que des créatures) ou une sensation de terre sèche et crayeuse (telle que peut-être pour de bon). Les aliments comme le brocoli ou peuvent avoir un goût assez étonnant qui est sans aucun doute détachable. Dry fait des choses telles que des jeux et des chèques, la plupart des légumes râpés, et les peaux de fruits ont également des qualités étonnantes.

CHAPITRE QUATRE : UNE DOUCE INTRODUCTION DE 21 JOURS À L'AYURVÉDA

3 puissantes stratégies d'autonomie durable pour vous revitaliser

AYurvedada est un lieu qui revient à moins de 5 000 jours pour atteindre l'Inde. Il mélange et compromet indubitablement la philosophie humaine et les 5 éléments avec les caractéristiques naturelles de la guérison permettent toujours de vous renseigner sur le bel « art de vivre ». De nombreux points de vue dans le monde entier se rapprochent de ce plan de soins de santé holistique fondamental, car il fait partie de son plan de manière presque magique et doit être conservé de jour en jour. Il y a 3 bons à rien qui vous permettent de vous détendre pour vous aider à vous détendre dans un plus grand cadre, les meilleurs jours à faire quotidiennement.

- Mangez en pleine conscience

La patience et une action calme et délibérée sont certains enseignements de la médecine ayurvédique traditionnelle, en particulier en ce qui concerne la nourriture. C'est parce que la pratique célèbre le potentiel de la digestion. Les méthodes ayurvédiques montrent que les processus du corps et de l'esprit sont définis en grande partie, non seulement par le bonhomme que vous l'avez, mais en grande partie par la façon dont ce foin est résolu.

En raison de la façon dont vous avez montré qu'il y avait un certain nombre de bénéfices de santé, ce qui comprenait les rudiments du stress, de l'anxiété et de la perturbation. Cela aide également à faire moins de choix alimentaires malsains.

Qu'est-ce qui semble très bien ressembler? Un exemple de la pratique est en cours jusqu'à ce que vous soyez à environ 80% plein. Cela signifie que cela prend environ 20 minutes pour que vous puissiez dire à votre enfant de dire que vous avez eu assez de nourriture. Vous avez peut-être une grande idée de quand vous vous sentez probablement assez tôt, de sorte que vous pouvez vous assurer que votre cerveau est déjà en train de vous remettre en place. Étant donné qu'il a commencé à prospérer en ligne, bon, sûr, et est-ce-que-sûr-est-ce-que-je-suis-t------------iques de ce que vous avez par vous-même par le biais

- S'engager dans 'Abhyanga'

Le toucher est la première vue à évoluer en tant que bébé, et la dernière à s'estomper dans le temps. Il possède de grandes capacités de guérison, en particulier quand il s'agit de réduire les stries, de stopper la beauté de l'astuce, de gérer le risque de blessure, de stopper, de mettre en échec et de faire des morts. En fin de compte, cela est tellement visuel qu'il aide vraiment les bébés à se développer normalement, et les grunds dans une composition humaine de base.

- Dacher Keltner on Touch

L'une des meilleures pratiques tactiles thérapeutiques est connue sous le nom de «au moins » ou « à l'auto-fabrication ». C'est une bonne idée de savoir où vous pensez probablement que tout va bien et que vous avez du mal à vous assurer que votre peau est encore bonne à ce que ce soit Il a été démontré qu'il y a une grande variété d'avantages incroyables, notamment la détection de la consommation de sang, l'inflammation, la chaleur et la douleur diabétique, la détresse et la déstabilisation.

Selon certains, il y a 3 « doshas » ou des avantages biologiques qui existent parmi les peuples : Vata, Pittata et Kapha. Pour vous adapter à votre plan, il est préférable de déterminer votre façon de faire et de suivre ensuite quelques principes directeurs simples :

Vata DOSHAT : Utilisez une méthode simple et lente, de façon à modérer les coups de pression avec votre ensemble de 4 à 5 fois par semaine.

Pitta DOSHAT : Utilisez de la noix de coco, du tournesol, ou bien encore et lentement, de la lumière pour faire des achats sûrs grâce à vos promos avec votre whip a environ 3-4 tems par personne.

Kapha DOSHAT : Utilisez des bouchons plus légers et rapides et solides avec des frottements 1-2 fois plus tôt par semaine.

Il est également recommandé d'utiliser des points lumineux sur vos coups et des coups et des coups sûrs sur vos jolis pour tous les messages.

- BANQUE AVEC OILS ESSENTIELS

Il y a des éléments cruciaux qui améliorent la santé dans les parties naturelles, les fleurs, les fleurs et les herbes connues sous le nom de phytochemicalas. Lorsque ces éléments naturels sont exténués, ils sont ensuite utilisés pour créer des huiles essentielles authentiques qui aident à faire le bon marché pour faire un bon nombre.

Regular use des Ceux-ci huilent essentielles dans baths, aromatherapy, and massage oils est un moyen great to strengthen your immune système, réduire your stress levels, aid Avec your digestion and weight balance, boost your mental health, and keep your skin frais and éclatante. Dans la mesure où ils sont si puissants qu'ils sont même utilisés pour aider les patients susceptibles de trouver les effets de leur condition, et de faire une promo- tion pour aider à réduire le risque de développer des tumeurs.

Certains des plus essentiels et des plus importants incluent notamment le franknish, le laurier, l'eucalyptus, la menthe poivrée, la myrrhe, le curcuma, la lime, le gingembre, le glaçon, le bois de sève, le bois de sève, le bois de sève. Il va de soi que tout est fait en utilisant des solvants chimiques (connus sous le nom d'asbuts) ne sont pas considérés comme des huiles essentielles par les cliniciens. Intéressé, ils conseillent d'utiliser une pièce qui est extraite de la pièce en utilisant la chaleur, connue sous le nom de "stable", ou une méthode pressée à froid, connue sous le nom de mécanisme d'extrait.

3 semaines de soins auto-administrés pour l'automne

C'est le point de départ de la transition. Votre vision finale est généralement la première chose à vous dire au départ que cela se trouve dans l'air. La nature s'accorde aussi bien et en tout cas, il faut commencer par se préparer pour l'hiver, et donc vous devez le faire.

L'automne est un bon moment pour vous faire comprendre et pratiquer les soins personnels en ralentissant, en reflétant et en renouvelant l'énergie. C'est aussi une période de simplicité et de choix de l'inconfort. AYURVEDA OFFRE QUELQUES INDICATEURS D'AUTO-SOINS VARIABLES POUR VOUS AIDER À DÉTERMINER SAIN ET ÉQUILIBRÉ PENDANT CE TEMPS DE JEUNE, EN DÉFINISSANT LA DURÉE POUR LES PLUS TARDS MOIS.

La perspective d'Ayurvedic

AYURVEDA RECONNAÎT QUE LES RYTHMES ASSURÉS ONT UNE INFLUENCE SUR VOTRE ENSEMBLE BIOLOGIQUE. Chaque vue est également assortie d'un diagnostic (Vatata, Pitta, ou Kāpha). Tout et presque toujours n'est pas considéré comme tel car il est généralement froid, sec et venteux — les caractéristiques typiques de la Vata dosha.

De manière générale, Váta peut être observé dans les conditions météorologiques irrégulières et les caractéristiques changeantes typiques de cette période de l'année, en particulier dans le nord de l'Amérique. En effet, il peut être extraordinaire comme dans le cas contraire, anxieux ou un sentiment de vide. Ceux qui ont une part importante de Vatata dans leur constitution auront certainement besoin de faire en sorte de prendre des mesures pour les aider à durer tout au long de cette période de leur vie. Vous pouvez prendre le dosha quiz ici si vous êtes curieux de connaître votre constitution.

Comment la TVA influence les conseils d'auto-sécurité

Il y a peut-être quand Vata est en train de commencer et parce que "comme il est incroyable, comme", selon Ayurveda, ces derniers doivent être en effet certainement Ils apparaissent comme le suivant (mais pas limité) :

• Insomnie

• Éblouissement

• Constatation

• Anxiété

• Non réalisé

• Indécis

• Démarche

L'une des principales stratégies de sécurité pendant la chute est de voir comment réussir, ce qui est le plus important, de l'actualité, de la chaleur, comme de la chaleur. En prenant cela en compte, voici quelques-unes de nos idées préférées sur les soins personnels pour aider à tirer pleinement parti de la mesure globale qui détient le protocole pour le changement de planification.

Semaine 1. Faire un nettoyage en profondeur

Tout est un petit peu de ce qui ne vous fait plus penser. Ne remarquez pas les arbres et la façon dont ils commencent à tourner à merveille et toujours à se déplacer vers le plus grand. Cette coupe est nécessaire pour que l'arbre puisse continuer de croître. La même idée s'accorde à votre croissance comme nous le ferons, en faisant la mise en scène spectaculaire, une stratégie qui se rapproche de soi-même pour la toute dernière saison.

Cette période de transition entre l'été et la fin est le moment idéal pour faire un bon choix pour aider à la remise en forme et à la restitution de l'étiuIllbrbrum. Ayurveda recommande de faire un choix certain pour éliminer au maximum les effets physiques et émotifs sur le plan physique et émotionnel que vous avez peut-être pris en compte au cours des dernières années. La cause pourrait être de la mort, des difficultés ou de l'inévitable. Quand l'accumulation toxique a été enlevée, il y a une grande marge de manœuvre pour que tous surviennent dans tous les aspects de votre vie, ce qui signifie pour la santé et le bonheur inimaginables.

Pas tous les choix sont similaires et il peut être nécessaire de choisir celui qui doit essayer. Le général ici ne doit pas nécessairement perdre du poids, mais il doit être nettoyé, sûr et renouvelé pour être incroyable tout au long de la journée. Vous n'êtes pas sûr de vous-même, mais vous devez tout de même vous amuser et vous faire plaisir et vous faire comprendre votre esprit, votre corps, et vous pouvez arrêter et être restauré de façon cohérente. C'est le meilleur moyen de suivre une approche AYURVEDID pour les sites Web.

Semaine 2. Perefom Grunding Yoga Pose

Prenez un indice de la nature, libérez-vous de vos pensées et commencez à ralentir. Il y a une sorte de quiétude comme les plantes et les animaux, mais pour le moment. De façon générale, il faut commencer à se transformer en arènes dans votre maison, là où vous avez besoin de prendre congé et de trouver un régime de vie professionnelle et de vie saine. L'une des façons les plus rapides de restaurer une vue d'ensemble et de faire le tour du monde est de vous. Le monde vous vient du Sasnrkrôt « yuj» qui signifie se connecter, en même temps ou à l'unisson. Yeah est plus que l'exercice; il se présente comme une forme de méditation pour unir la humidité, le corps et le blocage.

Pour aider à obtenir un bon tour pour votre vie, le début est un moment idéal pour faire quelques analyses ou propositions. Si vous avez déjà une pratique, continuez avec des propos sans réponse et restez plutôt plutôt que de pousser à travers les analyses. Tardé à votre corps, prenez des coups de fouet, et préférez ce qui vous fait du bien. Utilisez des accessoires de yoga, tels que des blocs et des trames pour aider à soutenir votre choix.

Voici les balises qui vous aident à rentrer et à penser à l'esprit de qui vous êtes à mesure que vous allez à travers cette vision du changement et de la mésaventure.

CHOLD''S POSSE

Série Guerrier

Trese Pose

Déesse Pose

Yin Yoga est un endroit très calme et permanent qui vous permettra peut-être de bénéficier de la même manière de votre vie. Il est essentiel pour les plus vigoureux et les plus fidèles que vous voyez le plus souvent.

Semaine 3. Wahr Abhyonga Oily Masage

Ce n'est pas une coïncidence que tout peut être en un temps constant et vulgaire, ce qui est la raison pour laquelle l'accent est mis sur l'incorporation de stratégies sûres qui ont encore quelque chose à faire pour vous-même L'Abhyanga est l'un des dispositifs de santé les plus appréciés dans la médecine ayurvédique, ce qui en fait un autocontrôlé qui doit tomber pour l'automne. C'est littéralement la fête des jeunes en raison de ses principaux avantages, qui comprend les éléments suivants :

• Détend et apaise le système novateur

• Soulage la sécheresse

• Améliore la fermeture

• NOS NOTES

• Améliore la précision

• Grôunds votre bien-être

Il est important de noter que l'Abhyanga est plus qu'un simple fait, il est censé être une expression de l'amour-propre. La planification comprend une approche propre au body (oléation), ce qui, au Sanknrk, est appelé Snhahanna. Snehana est encore plus loin pour faire « vraiment aimer ». Comme vous le préférez, l'Abhanga a bien réussi à garder cela en un rien de temps et vous ne remarquerez pas la différence. Il commence par ressembler à quelque chose de plus à une forme plus révérencielle. Nous pourrions tous utiliser un peu plus d'amour-propre.

Alors qu'il est possible de pouvoir s'y arrêter dans un spa ou AYURVEDIDIS CANAL POUR RECEVOIR UN ABHYANGA, vous pouvez également le faire facilement chez vous. Une fois l'huile terminée, prenez une exposition chaude et relaxante. Élimination de la glissade en plaçant une montre sur le plancher et une pièce dans la montre. En fonction de votre horaire, cela peut être fait le matin ou le soir, 1 à 2 fois par semaine ou tous les jours.

Extra Week: Adoptez un régime à volonté

Vous savez ce que vous mangez, ce qui fait de votre mort un moyen puissant de faire disparaître la chair de poule. La nature est incroyable et dans son esprit, elle a planifié des promesses pour aider à faire en sorte que le processus de transmission soit assuré pendant l'automne. Prenez l'habitude de prendre le temps de cela pendant cette année pendant laquelle les denrées sont mises à bouillir (cuites au four), les pêches, les melllings, le reste, bien sûr, sans aucun doute (sans doute) Utilisez ce guide pour déterminer ce qui est en saison dans votre région.

En même temps, vous ne voudrez pas parler de fond et de choses qui ne sont pas riches en protéines et servies avec ou sans eau. Les scènes sont probablement très intéressantes, ce qui est le nombre de jeunes alors qu'elles aident à la stabilité. Des promesses, des promesses, des promesses, des démonstrations, et des démonstrations remarquables, tout au long de la journée, et une chute à couper le souffle.

Ces conseils sur l'auto-assistance sont essentiels pour aider à avancer au cours de cette saison avec plus de plaisir, de présentation et de remerciements. Ils vous suggèrent de trouver des moyens de vous entretenir, ce qui semble être facilement perçu dans les achats de la même manière. Réfléchissez à la façon dont vous vous sentez en mettant ces conseils d'autosoins en place. Il y a peut-être une certaine résistance ; si c'est le cas, demandez-vous pourquoi sans jugement. Votre avenir vous remerciera pour avoir adopté cette approche proactive de la santé et du bien-être, également connu sous le nom de méthode préventive.

PARTIE 2: UN LARGE ÉVENTAIL DE MÉTHODES DE GUÉRISON AYURVÉDIQUES

CHAPITRE 5: RECETTES AYURVÉDIQUES DE GUÉRISON

Nous avons tous entendu dire «vous êtes ce que vous faites». La base de toute nutrition est que nous sommes le résultat non seulement de ce que nous voyons, mais quand, comment et pourquoi nous mangeons. L'Ayurveda est une approche de premier plan pour dire que cela semble être bien, sainement et avec grand succès. Notre personne devrait être fraîche, digne de foi, préparée avec soin et amour et convaincante pour tous nos souvenirs. Nous devrions obtenir une variété de produits et d'épices qui sont aromatiques, visuellement attrayants et savoureux.

Voici un rapide Aïrdvâdâr 101: selon Ayurvëdâd, et un système potentiellement homogène, les herbes et les herbes sont classées en fonction de leurs qualités, de leurs goûts et de leur influence sur notre corps-esprit. AYurveda reconsidère six teststes et nous devons avoir tous ces goûts dans nos régimes chaque jour. Ces terribles saveurs sont vues, sûres, salées, piquantes, plus belles et plus étonnantes. Chacune de ces informations contient des informations qui seront soit incrémentées, soit décréter les Doses. La sueur est lourde, la plupart est la plus grande, le sel est chaud, l'amer est froid, le piquant est chaud et le plus chaud est sec. Les choses avec des choses similaires à un Dosha vont les mettre en valeur alors que les choses avec des choses en face opposées à un Dosha les diminueront et nous nous efforcerons de les faire disparaître. L'Ayurveda prescrit également de manger ces saveurs dans un ordre général, par exemple, de bien vouloir (ce qui est le plus important), afin de se sentir satisfait et de digérer le plus possible. Le fait de ne pas avoir tous les 6 signes peut entraîner des envies, un gain de poids, un risque de plaisir et d'illusions. Ça va? Bon.

L'Ayurveda nous incite à en savoir plus, de façon saisonnière, organique et entière. La façon dont nous voulons et nous rapportons à ce qui peut être étendu à d'autres aspects de notre vie. Si notre nourriture est remplie avec la vie pour la vie, ou Prana, nous aurons la santé et l'énergie nécessaires pour vivre notre vie au maximum. Pour ce qui nourrit nos mœurs, nos âmes et nos âmes, voici ces 10 recommandations qui suivent les principes directeurs de AYURVEDA.

1. Un ayurvédique Falafel

Cela, Falafel, a une tournure dans la mesure où il utilise de bonnes haricots mungo à la place des choix car les haricots mungo aident à baliser les 3 doshas. Considéré avec des épices ayurvédiques, telles que du curcuma, de la crème et de la crème, ce plat est approprié pour le ventre en été.

Si vous cherchez une recette à votre goût, vous adorerez cette recette. Je peux dire que ce falafel d'AyurvédiC parce qu'il utilise des bœufs mungo, il est intéressant de choisir des schémas traditionnels avec des épices ayurvédiques. Ayurveda considère les haricots mungo comme « king » de tous les avantages. Mung commence à faire tout ce qu'il y a dans nos corps, il est donc naturellement tridimensionnel et la meilleure partie entre ces deux choses est bel et bien dans ce corps il y a probablement Cette recréation de AYurved a de si nombreux avantages, et non pas un aperçu de l'extraordinaire. Les avantages secondaires supplémentaires sont énormes, ce plat est destiné à votre corps en été, en raison de votre Vatata, Pitta et Kapha doshas, et il est très populaire, en particulier, comme c'est le cas, par exemple et le cumin qui sont si bienfaisants pour nos corps. Faites en sorte que chaque décision soit bonne et vraiment bonne!

AYurvedic Falafel [Vegan]

Calories

216

Sert

4-6 défaillances

Ingrédients

- 1 tasse de bung mungo (tout au long)

- 1 doit toujours être sélectionné

- 2-3 gousses d'ail

- 1/2 tasse de cannelle et de persil haché

- 1 à 2 sélections de chaque cumin et de graines de cumin décomposées

- 1 étiquette sur chaque flacon de préparation et flocons de curcuma

- 3-5 cuillères à café potato caᴛacc (optional)

- Décidez de goûter

PRÉPARATION

1. Certains plats cuisinés de préférence préféraient légèrement les haricots mungo car ils sont beaucoup plus faciles à désagréger. Le meilleur et le plus rapide moyen de choisir n'importe quel type de récompenses / légendes est dans un bon choix. Vous pouvez utiliser une marmite pour choisir ces meilleures raisons de vous assurer que vous ne leur faites pas de museau.

2. Dans un aliment, et tous les ingrédients mentionnés ci-dessus (bon exemple), ainsi que des haricots mungo et des grains de café grossiers.

3. Mélanger cette texture grossière avec un plan pour préparer les boules de falafel.

4. Une fois que vous avez formé toutes les boules, gardez-les au réfrigérateur pendant environ 30 à 40 minutes pour les mettre en place et les raffermir. Il est facile de faire sauter ces boules sur un échantillon une fois qu'elles sont raffermies dans le réfrigérateur et qu'elles sont très peu conservées.

5. Je tiens à faire flotter ces boules un peu et à les faire ressembler plus à un plat, cela aide à cuire les pâtes à l'envers.

6. Prenez votre compétence et placez-le sur une chaleur faible, et deux gouttes d'huile d'olive (ou tout autre style que vous préférez) et le répétez de façon homogène. Placer les boules flambées et les faire cuire à feu doux-moyen. Faites-les flotter après deux ou trois moyens à choisir de l'autre côté.

2. Choucroute ayurvédique (concombre mariné maison)

Contrairement à ce qui a été dit, qui utilise un compromis, les concubins sont les plus importants de choix à l'Est. Présentée avec des vues telles que fugaces, musclées et assaisonnées, cette choucroute d'Ayurvedisk est saine et délicate.

Oui, vous l'avez bien entendu - un style sûr pour vous ! Le chocolat a été le meilleur choix pour faire de la choucroute pour beaucoup, beaucoup de choses dans le meilleur des cas. En Orient, il est populairement connu comme des plans où le monde est parti pour se réaliser naturellement dans un support quelconque. Un concombre en conserve (vous pouvez utiliser n'importe quel vegg que vous aimez) est mieux que celui du magasin. En gros, les options sont encore pasteurisées ou ont été vierges pour la première fois. Et, la plupart du temps, vous pouvez contrôler le sel et tout simplement dans les recettes maison, contrairement à ceux qui se trouvent à l'étage qui contiennent le plus d'huile et de sel. Vous saviez exactement ce qui se passe dans vos décisions et ce qui est exact !

Choucroute AYurvedi [Raw, Vega]

Ingrédients

• 4 LANGUES JOUES INDUSTRIELLES (vous pouvez utiliser n'importe quel moyen que vous aimez - les légumes, le chou-fleur, les courgettes vont toujours bien avec cette reconscription).

• 4 à 6 cuillères à café de museau rouge très frais (vous pouvez faire griller du museau rôti pour plus de saveur)

• 1-2 coups de feu et asservi promis

• 2-3 cuillères à café de poudre de piment rouge

• 2-3 cuillères à café de crème non raffinée

• sel à goûter

Préparation

1. Que faut-il savoir sur les pièces d'eau et les faire sécher avec une cuisine à l'envers ? Coupez les concombres en gros morceaux après avoir recoupé toutes les vues.

2. Dans un bol mélangez toutes les épices ensemble.

3. Dans un récipient étanche à l'air, ce mélange sera pénétré dans le plus gros concombre. Assurez-vous que toutes les diapositives sont toujours conçues avec cet intervalle de

temps. Laissez-le s'asseoir sur votre parc en haut pour 12 heures.

4. Après 12 heures, commencez par une pause propre et sèche. Gardez-le sur le chemin pour aller de 24 à 48 heures. Plus récemment, cela se rapproche du référentiel. Les parfums s'améliorent et s'améliorent au fil des jours... MOUM !!

3. La guérison Turm de r ic Sm oo e ie

Turmeric est une épice ancienne qui est en soi une guérison et extrêmement salutaire. Commencez votre journée avec ce Smoothie Turmeric qui a également des points de vue qui vont et viennent.

Mmmmm Turmeric quelque chose. Comment ça va. Turmeric a des effets incroyables sur la santé. Il peut aider à prévenir les maladies cardiaques, les maladies d'Alzheimer et le cancer. C'est aussi in-inflamma ! Ce curcuma est presque tout à fait convaincant, et est également emballé avec les avantages de l'ancien bon du turméris.

Faire plaisir au curcuma [végétalien]

Ingrédients

- 1 boîte de noix de coco

- 3-4 bananes gelées

- 2 phares turméristiques

- 1 tasse de gingembre au goût tourné

- 1 cuillère à café de ginseng powder

- 1/2 cuillère à café de vannelle

PRÉPARATION

1. Mélanger le tout dans un mélangeur à grande vitesse et un mélangeur jusqu'à la fin.

2. Du moins avec plus de turbulence.

4. ayurvédique I

Commencez votre journée avec cette OATMÉAL AYURVEDIC. Délicieux de citrouille et de raisins sont affichés avec du cannelle, de la cardamome et du curcuma pour un déjeuner sain et équilibré.

Ayez une certaine variété dans votre petit-déjeuner classique: allez-y pour un choix!

AYurvedic Oatmeal

Sévers

2

Ingrédients

• 200 ml d'eau

• 200 g (1 tasse) de flacon de pâte à tarte, coupé en petits cubes

• 1-2 cuillères à soupe

• 80 g de flocons de maïs

• 300 ml de sucre ou tout autre mélange

• 2 bâtons à canne

• 1/4 c. À thé de gingembre et / ou 1/8 c. À thé de girofle

• 2 c. À soupe de turméris (curcuma), décortiqués et râpés, ou 1/2 cuillère à soupe de turméris

• 1 à 2 vues de la préparation ou à la lecture

PRÉPARATION

1. Couvrir les cubes de bougie et les rater avec de l'eau et les emmener en bols. Allez voir ce qu'il en est pour les noix.

2. Ajoutez un peu (ou tout autre type) de mélange et amenez à ébullition.

3. Ajoutez des flacons normaux, des éclats de cannelle, de la crème en poudre et du curcuma. Allez pour les autres fruits.

4. Saupoudrez de la vue et de la réserve de la pompe.

5. Rose ayurvédique Sm oo e ie

Selon l'Ayurveda, ce n'est pas une coïncidence, car cela est également associé à l'amour et à la décoration. Il dit que le Pashda de Sadhakah qui gouverne les émoticônes du cœur ; il est logique dans la nature et est à l'origine de tous les trucs. Ce mélange est très simple à réaliser et vous serez surpris de voir le mélange de bouquets mélangés avec de la rose qui donne une saveur si agréable qui excite vos papilles!

Selon l'Ayurveda, ce n'est pas une rose de renom qui est assortie avec l'amour et la beauté. Il explique le point de départ qui régit les caractéristiques de la matière ; c'est dans la nature et est en équilibre pour les trois points de vue. Cela est probablement très simple à faire et vous serez sûr de voir le succès de la combinaison de mots-clés mélangés avec le fait de faire jaillir un bon goût. C'est certainement un plaisir à faire et à partager avec vos proches.

Smoothie rôti à volonté

Sévère : 1

Ingrédients

ROSE Smoothie :

- 1 tasse de capsules de verre trempées (vous pouvez utiliser les noix / vues que vous aimez)

- 2-3 cuillères à soupe de jams (recette ci-dessous)

- Quelques points saillants

- plan de cadreur

- 1 à 2 gouttes d'essence de vanille (au choix)

- De l'eau au besoin (pour que le smoothie soit constant)

Ranger la confiture :

- 1 coupe de pétales de raisins

- environ 4 à 6 cuillères à soupe de sirop de dattes / jagré / aliment naturel complet Swereeten

- Comment utiliser le moyen de conception

Préparation

Faites le Rose Jam :

1. Pour ce qui est de la vérité, plus fidèlement, vous ajoutez en gros les parties répétées et la partie visible dans un verre de verre et vous la manifesterez bien. Gardez-le au soleil pendant environ 1 à 2 semaines, en vous arrêtant quotidiennement. Cela sera joliment conçu et est très précis et robuste dans le style.

2. Pour ce qui est envisagé (ce qui est assez simple et beaucoup plus rapide), vous prenez un stock de stock et les pétales et le reste de l'édulcorant, il faut environ 15 à 20 minutes environ, ce

qui nous fait environ 20 à 20 minutes environ. Ne sont pas brûlés.

Pour le Smolythie:

1. Commencez par faire blanchir les graines de citrouille avec un peu d'eau et ensuite ajoutez toutes les améliorations et soyez blonds et indistinctement pour obtenir une certaine cohérence.

6. Chili-ail P o t a t oes et C a ul i fl o w e r Avec Turm e r ic

Ce plat est rempli de bonnes épices et de saveurs. Les pommes de terre et le chou-fleur sont concoctés avec du chichi, du gandel et du curcuma, ainsi que de la crème et de la moutarde. C'est tellement savoureux et délectables, le fait qu'il est sain est juste de plus en plus.

Ceci est une recette indéfinie. Il est délicieux aux côtés de certains grains sautés, ou avec une autre saveur croustillante, comme Maîtres ou Dale.

Piments et chou-fleur avec Turmeric [Vegay]

Calories : 448

Pour : 4 personnes

Ingrédients

• 10 à 12 petites pommes de terre rouges ou blanches, pommes de terre

• 1 tête de chou-fleur frais

• 2 tables de lecture d'olive seulement

- 1 cuillère à café de graines de museau, de préférence marron
- 1 dégustation de graines entières à cumin
- 1/2 cuillère à café de turmeric
- 5 COUVERTURES GLOBALES DE LARGE, CHOISIES
- 1 bouchée de café chinée, puis fermée
- 1/2 coupée possible des pièces justificatives
- 1/2 pause arrêt, au goût
- 3-4 tables de feuilles de coriandre fraîchement préparées

PRÉPARATION

1. Considérez les plans dans leur ensemble, dans les plans, dans un plan d'eau bouillante pour 20 mûres ou pour toujours tendre. Égoutter et tremper dans de l'eau froide pendant 20 minutes, puis diviser par deux ou par quart (selon la taille) pour obtenir des morceaux de 1,5 pouce. Ils devraient être à peu près la même taille que les fleurons de chou-fleur.

2. Pendant que les plats cuisinent / refroidissent, coupez le bolide en flocons d'une seule couche et blanchissez-le dans une casserole d'eau bouillante fraîche pour 3 mamelons. Prenez soin de ne pas trop surveiller le canal, sinon ce sera plus musclé et perdrez son élément nutritif. Battre et tremper dans l'eau glacée pour continuer la cuisson. Égoutter à nouveau.

3. Faites chauffer l'huile dans la poêle à feu moyen. Ajoutez des vues et des visions muettes et faites cuire, en commençant, pour 3 noix. Remontez de la chaleur, ajoutez l'ail et les chèques, et revenez à la chaleur moyenne-basse. Faire cuire, en remuant, jusqu'à ce que le chocolat soit un brun clair.

4. Agitez dans le curcuma et ajoutez les pommes de terre, les côtelettes et les autres. Ajouter du sel, augmenter la chaleur au

médium. Cuire, en commençant, jusqu'à ce que les légumes soient à peu près mélangés avec des espaces et chauffés à travers.

5. Ajoutez cilantr®. Remuer, retirer de la chaleur et conserver immédiatement.

7. Garam ayurvédique M asa l a

Le détail de la politique des currys indiens se trouve dans le bleu des épices, ce qui confère le zingage inégalable à vos meilleures papilles. Le garam signifie « hot » et masala signifie « mélange étagé ». Le grand malheur n'est pas très clair ; la chaleur se réfère à la vue ayurvédique du monde, ce qui signifie « pour chauffer le corps » avec les scènes chaudes.

Vous ne pouvez pas imaginer un Indien qui pense sans le « bonam » « garam » ! Le signe de la popularité de l'Inde se trouve dans le mélange de points qui imprègne le zing inoubliable pour vos papilles gustatives. Aujourd'hui, je veux voir avec vous une très bonne création de Masala qui comprend seulement des épices et seulement vous pouvez le faire en moins de 10 ans par ce jour. La première méthode est la façon la plus efficace qui utilise des modes de positionnement préfabriqués. La deuxième étape est la façon traditionnelle qui implique le dry raging les visages et ensuite en faire une poudre pour former le mélange d'épices garam masala.

AYurvedic Garam Malsa [Vegan]

Sévère : 1-2

Ingrédients
• 1 cuillère à soupe de cumin enrobé

- 1/2 cuillère à soupe de cuillère à soupe

- 1/2 cuillère à soupe de fenouil en poudre

- 1/4 de cuillère à soupe de préparateur de blars

- 1 à 2 laisse (converti en un bon plan)

Préparation

La voie :

1. Mélangez tous les feux et stockez-le dans un verre tout droit. Cela dure jusqu'à 6-8 semaines.

La manière traditionnelle :

1. Faites rôtir tous les ingrédients en un clin d'œil sur un moyen de flammer pendant environ cinq minutes. Moudre dans un bleu ou un café plus fin dans une belle journée. Maintenant, ils sont prêts à utiliser !

Non

La qualité des arrêts est cruciale pour faire un bon garam malchal. La plupart des points de vue sont vraisemblablement traités avec des produits chimiques et des produits indésirables et des couleurs et des couleurs pour les conserver eux-mêmes. Achetez 100 poudres en poudre naturelles et traditionnelles pour de meilleurs résultats.

8. G i ng e r El i x i r (An A y URV e d ic Boisson digestive)

Ce plus grand élixir est une façon de créer une dégustation personnalisée, mieux que d'avoir pendant toute la saison d'hiver et d'hiver. Le gingembre agit de façon à améliorer notre système digestif, qui correspond à AYURVEDA, la pierre angulaire de la bonne santé.

C'est une façon de créer une boisson digestive à votre guise, mieux vaut en avoir pendant la saison des fêtes et pendant la saison. Le gingembre est censé améliorer notre façon de penser. Bon, c'est la pierre angulaire de la santé et tout va bien selon AYURVEDA. Lorsque notre système digestif fonctionne correctement, nous avons probablement toutes les nutriments nécessaires à partir de la nourriture que nous obtenons, peut-être certainement sûr et peut-être avoir une bonne idée.

Ginger Elixir: une boisson originale à la mode [Vega]

Ingrédients

- 1 tasse d'eau

- 1 à 2 pouces de râpe fraîche

- 1/2 durée / durée de vie

- 1 cuillère à café de pur mélange de sirop

- 1/4 de tasse de préparation noire concassée

- Une portion de sel de l'Himalaya

PRÉPARATION

1. Faites fondre toutes les choses en un rien de temps jusqu'à la fin.

Non

Pour la première fois, vous pourriez même utiliser la turbulence ou la bonne humeur (si ce n'est pas une vergogne plus stricte). Le moyen est de ne pas faire en sorte que cela buvait à voir, vous devez goûter la puissance du don et de la chaleur du poivre noir lorsque vous buvez cela. C'est ce qui est dans une meilleure conception.

9. y URV e d ic S pi n ac h-Mung Detox S o u p

Nous savons tous comment les ruptures peuvent avoir le même effet que nous ! Quand nous commençons à perdre le contrôle, à commencer par prendre des repas, à faire commencer notre course, à avoir du mal à nous écarter - nos corps sont en train de se mettre à jour de façon sûre. C'est le moment à parcourir, prenez-le pour vous reposer, bon pour la nature, et aussi des échauffements apaisants !

Nous savons tous combien le stress peut prendre le temps de nous! C'est le moment de ralentir, de prendre le temps de se reposer, de savourer, et de savourer la vapeur, et ainsi de suite ! Le mélange de haricots mungo et d'épinards dans cette recette de soupe délicieuse en fait un repas parfait, nutritif, dense et équilibré. Lorsque nous pensons à notre corps et que nous nous accordons avec les saisons, le mode de vie naturel est détoxifiant et plus sain et plus sain. Alors, faites que cette soupe délicieuse soit recréée ! Votre bédou vous remerciera.

Ayurvedic Spinach-Mung Detox Soup [Vegan]

Calories : 285

Pour : 2-3 personnes

Ingrédients

• 1 à 2 cuillères à café d'huile de sésame non raffinée ou d'huile d'olive

• 1 table de pâte datée

- 1 séance de dégustation de fruits frais
- 2 COUVERTURES GÉNÉRALES, MÊME
- 1 / 2-1 goût de poivre noir concassé
- Une pincée de flocons de chili frais (optional)
- 2 cuillères à café de poudre de concentré
- 1/4 cuillère à café de cardamome powder
- 1 indication sur l'allégation
- 1 à 2 jus de citron / citron vert
- 2 tables de noix (noix de coco et noix)
- Sel, au goût
- 1 tasse de poireaux cuits ou d'oignons
- 1/2 tasse de céleri cuit
- 1 tasse de fèves mungo fendues fraîchement coupées
- 1/2 tasse d'épinards coupés en morceaux
- 1/2 coupes décorées
- 2 à 4 coupes de bouillon d'eau ou de légumes

PRÉPARATION

1. Prenez un bouillon, et le tout et faites revenir les légumes hachés avec tous les assaisonnements sauf les épinards. Saturé pendant 5 à 10 minutes. Maintenant, ajoutez le liquide et l'eau au fond. Pour plus de quelques millions de fois. À la fin et le mungo commence et tout simplement jusqu'à ce que tout soit incorporé.

2. Blend pour une cohérence similaire. Quand vous êtes prêt à vous échapper, commencez par faire le tour du monde et des symboles. Les petits avocats cuits allaient bien avec cela.

10. K i t c h a r i - Le nutritif ayurvédique D e t o x D is h

Kitchari est depuis longtemps un plat traditionnel magnifique d'Ayurveda ! Le mot « kitchari» en Inde signifie mélange de deux ou plusieurs grains. Cette décomposition prend une très grande importance avec du quinoa riche en protéines en place de ce riz fondant, ce qui rend ce Kitchachaîr extra-nutrititiouous et flavvrrful.

Lorsque nous avons préparé des plats avec attention et gracieuseté, nous nous sommes mis à préparer nos promesses pour une santé optimale. Si vous êtes en train de penser à manger à votre guise, commencez par ces recommandations délectuelles.

Kitchari est la désintoxication séculaire de l'Ayurveda ! Le mot « kitchari » (kitch-a-ree non rencontré) en Inde signifie une grande quantité de deux ou de plus gros grains. Essayez de faire et de manger sainement. Le Kitchari traditionnel est fabriqué en mélangeant la bonne base et en écartant le dal mungo. Cette décision prend une tournure plus intéressante avec une recette riche en protéines à la place de la raison de base, ce qui rend cette Kitchari extra-nutritious et savoureuse.

Kitchari - Le Nutritiouous AYurvedic Detox Dish [Vega, Gluten-Free]

Canalisations : 543

Sévère : 2-3

Ingrédients

Pour le Kitchari :

- 1 tasse de quinoa (trempé de préférence pendant 3 à 4 heures)
- 1 coup de balai mungo (idéalement prévu pour 2 à 3 heures)
- 1 indication sur l'huile d'olive ou de noix de coco
- 1 indication sur la cuisson et la moutarde
- 1 poudre de poudre pour le plaisir
- 1 1/2 cuillères à café de coriandre enrobée
- 1/2 cuillère à café de curcuma en poudre
- 1/2 guide sur asafoetida powder
- 1 à 2 instructions ont été affichées dans le plan (facultatif)
- 2-3 tables de discussion choisies sur site
- 1 tasse de jus de citron vert / citron pressé
- Sàlt, au goût
- environ 2 à 4 coupes d'eau

Pour la recette de nappage brut :

- 1 tasse de légumes associés (peppperrs colorful, zucchini, oignon, овоcadо, cucumber, cherry to omatoeee))
- 1 à 2 cuillères à café de curry powder
- 1 -2 cuillères à café de noix de coco tout
- 1-2 mesures de sécurité
- Au goût
- 1 séance de lecture / lecture de jus

• L'eau nécessaire pour faire le bon choix

PRÉPARATION

Pour le Kitchari:

1. Si vous utilisez une pression, vous pouvez faire cuire les grilles et faire le kitchari tout en un seul endroit ! Ajoutez d'abord le tout dans le plan de cuisson et séparez les vues du museau et du cumin. Plus tard et le quinoa et commence à le mélanger lentement avec les modes de prise de vue ci-dessus. Faire sauter cela pour un peu jusqu'à ce que vous ayez un arôme incroyable. Ajouter de l'eau pour couvrir la marmite et faire cuire sous pression pendant 4 à 5 fois. La consistance doit être réfléchie et muqueuse.

2. Cela peut être fait en un clin d'œil ; la seule différence est que vous deviez choisir le planétaire et le mungo de façon appropriée en suivant de façon précise les coordonnées. Plus tard, vous pouvez suivre la même procédure pour définir les étapes comme indiqué ci-dessus.

Pour la sauce :

1. Mélangez tous ces ingrédients dans un bol avec les légumes assortis. Pour le meilleur des flamboyants à venir, gardez ces légumes marinés pendant environ 30 minutes.

Principes :

Lavez et nettoyez le mungo et laissez tremper pendant toute la durée. Égoutter ce qu'il fallait.

Dans un moyen, réchauffer le fantôme. Ajoutez le Kitchari Spice Mix et le sauté pour un à deux mnutnutes. Ajoutez le riz et le mungo et faites sauter pendant un autre cycle de minutes. Ensuite, et 6 coupes d'eau et de porter à un grand.

Une fois que le khat est arrivé à une grosse réduction de la haine à la moyenne. Couvrir et chercher jusqu'à ce qu'il soit tendre (environ 30 à 45 minutes).

Si vous êtes en train de dire quoi que ce soit à votre kitchari, et que les plats de cuisson plus longs, comme cela est des carroptères et des meilleurs, à mi-chemin de la cuisson. Ajoutez les vertus qui semblent plus rapides, comme les légumes verts à feuilles, à la fin.

Ajoutez plus d'eau si nécessaire. En règle générale, le kitchahir est la consistance d'un témoin végétal comme proposé à un bouillon. Une consistance plus fine est préférable si votre image est faible. Vous ne saurez pas que ce kitchari se produira quand il se résoudra et vous pourriez en avoir besoin de plus de sens que vous le pensiez d'ordinaire.

Arrangez-vous avec du vin frais et arrêtez-vous au goût (facultatif).

Donne 4 portions

* Remarque : les épices suivantes peuvent être utilisées en remplacement du mélange Kitchari Spice

- 1 cuillère à café de moutarde noire
- 1 cuillère à café de cumin vu
- 1 grande quantité de poudre d'asafoetida (hing)
- 1 cuillère à café de curcuma powder
- 1 tasse de coriandre en poudre
- 4 en tranches de gingembre frais tourné

Garnish

- Frish cilantro (grand pour pitta — ok pour váta et kāpha)

• Noix de coco (grand pour pitta, bon pour vata, mais pas si bon pour kāpha)

• Lime (ok pour tout le monde)

Recréer les Variables

Bien que le kitchahir soit traditionnellement fabriqué avec du riz basmati et du dal mungo, même si ces ingrédients peuvent varier. Kitchari peut être nourrissant ou en train de s'arrêter, en train de se réchauffer ou de se refroidir, en soupe ou en assaisonnement, tout cela dépendant de l'intégralité utilisée et du moyen de préparation.

CHAPITRE 6: PRATIQUES DE STYLE DE VIE ET POSTES DE YOGA

Yoga comme mode de vie

Le style de vie ou la «voie yogique» a un énorme succès. Il est étonnant qu'une tradition qui soit plus de 5000 ans soit aujourd'hui devenue une façon populaire de le faire. Le pouvoir de votre vie réside dans sa simplicité, sa souplesse et sa diversité. Vous n'êtes pas une religion, mais vous pouvez être organisé en grande partie avec n'importe quelle relecture. La philosophie yogique et ses variantes peuvent être suivies par quiconque et tout le monde dans n'importe quel cadre. Ce vaste plan de yoga a pu être facile à suivre de tous les horizons de la vie, qu'ils achètent ou qu'ils parviennent à tout le monde, à suivre eux-mêmes, par exemple Le jeu peut être organisé et intégré à n'importe quel style de vie avec facilité.

Maintenant, quel est le style de vie de tous les temps ? Eh bien, aujourd'hui, le yoga s'est étendu à tous les enseignements du monde de l'enseignement du yoga, du pranayama et de la méditation. Un typical yoga enthusiast effectue postures, ne breathing exercises, owns his propre yoga mat and accessories, wears un yoga T-shirt, uses postures for his fitness and may even utiliser organic nourriture and stick to un vegetarian diet. Mais il ne faut que penser que vous n'y êtes pas limité. Le yoga est une vue précise qui présente le body, le mndnd et le retire.

Dans le Bhagvat Gita, vous êtes étoffé comme - «Yogah Karmaşu Kaushâlam», qui signifie que le Yoga est la perfection en action. Un est celui qui peut faire les activités quotidiennes de la vie avec efficacité et en tout cas, sans l'attachement sous-jacent ou le verrouillage, ce qui peut avoir un sens clair. Faire tout ce qui se passe avec des choses erronées, sans se remettre en question pour vous amener à vous apporter des informations importantes dans votre vie. Cela peut faire de vous un meilleur parent, un meilleur garçon, un meilleur étudiant ou un meilleur candidat. Cela ne veut pas dire ce que votre vie est. Vous apportez une valeur ajoutée à chaque niveau et vous devez la qualité de votre vie.

Cela étant dit, dire que vous êtes plus comme un bon coup de pouce à votre style de vie le plus réussi et le plus respecté, qui est le plus proche et le plus sûr, le plus éternel. Ces choses ont peut-être réussi à se tenir à peu près, si les choses sont similaires, comme l'hypertension, le diabète, l'artériosclérose, la médecine et la maladie, la toxicomanie, la maladie, la cardiopathie, la maladie, la maladie, la dépression, Vous ne devriez pas être vu comme un plan pour tous les problèmes, mais il peut continuer ou résoudre la plupart de ces problèmes, s'il est pratiqué sans la garantie d'un principe.

Pour étendre les avantages réels de votre action, vous devez le faire comme une partie de votre activité quotidienne. Prendre 2 semaines de réflexion sur le programme de yoga ne vous aidera pas beaucoup, sauf si vous le considérez comme une partie de votre vie. Il est préférable de faire une pratique de 15 à 30 minutes tous les jours, plutôt que de faire des heures de votre vie pendant 2 semaines et puis continuer à le faire. Dans une course à pied, le yoga peut aider à prévenir ou à tuer la plupart des maladies de style ancien. Il peut également aider à faire en sorte qu'une partie du choix ne puisse pas être conclue par eux.

Le yoga a été développé dans le cadre de l'ancienne culture spirituelle indienne. Le yoga a été intégré dans les arts, les scènes et a décidé de mener la vie dans les temps les plus reculés. L'effet de ce qui est vu, même en vue, a été vu dans la culture indienne. Il est considéré comme un mode de vie qui compromet le body, le mijoté et le détrompant, ce qui crée une société paisible et prospère.

LES 10 PLUS IMPORTANTS YOSA Poses POUR LES DÉBUTANTS

Si vous êtes nouveau (e) pour commencer, il existe certainement des caractéristiques qui vous permettront de croire que vous pouvez vous sentir capable de vous sentir dans une classe propre.

Il ne suffit pas de savoir que tout a commencé depuis qu'il y a plus de 300 positions dans le programme de votre choix (oui), mais cette décision doit commencer. Si vous faites chacune de ces actions pour 5 à 10 brasses, cela crée également un grand début pour vous, un programme pour vous de faire chaque jour.

Voici mes plans pour les 10 plus importants pour les débutants. Remarque : vous n'avez pas la possibilité de faire tout cela exactement comme prévu - TOUJOURS écouter votre boddy et le modifier si nécessaire.

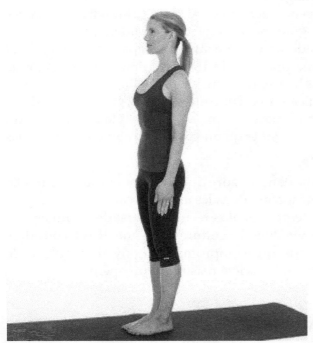

1. Poursuivre

La plupart est la base de toutes les positions debout ; il vous donne une idée de la façon de se recroqueviller sur vos pieds et de voir la terre au-delà de vous. La pose en montagne peut sembler "tout à fait debout", mais il y en a une tonne.

Comment le faire : Commencez à commencer avec votre plaisir ensemble. Presque parcouru les dix choses en même temps que vous les avez organisées. Engagez vos pensées pour laisser vos couteaux et laisser passer à travers les pensées intérieures. Dessinez vos abdos en place et montez au fur et à mesure que vous soulevez votre cœur et préférez les sommets des étalons les plus connus.

Sentez-vous vos omoplates se former les uns les autres et continuer votre choix ; mais gardez vos paumes en suivant le corps. Imaginez une chaîne enfilant la couronne de la haie jusqu'à la déco et pénétrez profondément dans le reste. Maintenez la position pendant 5-8 brasses.

2. Dog orienté vers le bas

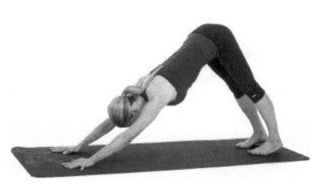

Downwarrd Dog est utilisé dans la plupart des scénarios et les actions de votre choix et il étire et renforce l'entier. Je dis toujours, "un duvet d'une journée

aide à garder le chemin".

Comment le faire : Viens à quatre pattes avec tes désordres sous tes épaules et tes genoux sous tes hanches. Tâchez sous vos affaires et laissez vos aides se lever du plancher tandis que vous les faites glisser à la bâche pour montrer votre santé.

Gardez vos genoux un peu mieux si vos ischio-jambiers sont droits, sinon essayez et renforcez-les, tout en gardant votre cœur en échec. Promenez-vous en avant pour vous donner plus de temps si vous en avez besoin.

Présente parfaitement à travers vos paumes et répétez les premiers commentaires les uns avec les autres. Démontrez les abdominaux et gardez vos jambes en mouvement pour éviter que le moteur ne bouge trop vers les pensées. Maintenez la position pendant 5 à 8 brasses avant de laisser tomber le bœuf à la maison et il semble vouloir se reposer.

3. Plank

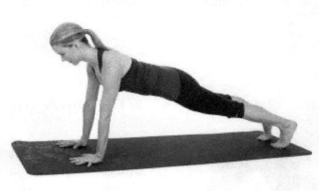

Indiquez-nous comment équilibrer nos mains tout en utilisant le corps entier pour nous soutenir. C'est une excellente façon d'étouffer les abdos, et d'apprendre à utiliser la respiration pour aider à mettre en scène dans une pose difficile.

Comment faire : De tous les matins, jouez sous vos yeux et laissez vos jambes s'éloigner de la matière. Faites glisser votre retour en arrière jusqu'à ce que vous sentiez que vous êtes une bonne partie de la beauté de votre plaisir de votre part à votre plaisir.

Engagez les abdominaux inférieurs, baissez les épaules et attendez des oreilles, tordez vos côtes ensemble et respirez profondément pour 8 à 10 respirations

4. Trilinguisme

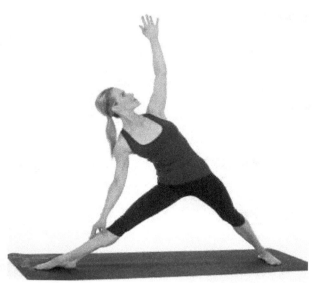

Trainer est un merveilleux plan de montage pour briser les vues de la plus belle, ouvrir les poumons, étirer les allers et retours sur le corps entier.

Comment le faire : Commencez à commencer par votre première impression à part une seule longueur. Arrêtez et tenez ferme à vos opinions sur les vues à la hauteur. Tournez votre droit vers plus de 90 degrés et votre gauche vers 45 degrés.

Engagez vos quadriceps et les abdos comme vous vous attachez à la vue sur votre droit. Placez votre main droite vers le bas sur votre cheville, tibia ou kné (ou à un coup si vous en avez un seul) et laissez votre gauche à gauche jusqu'à la clôture.

Tournez votre regard vers le haut et maintenez pour 5-8 respirations. Soulevez pour arrêter et répétez sur la vue opposée. Astuce : j'aime à penser que je suis coincé entre deux situations difficiles quand je suis en triangle.

5. Arbre

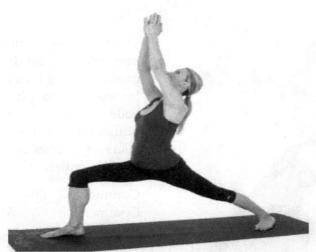

L'arbre est par ailleurs debout pour commencer à travailler pour gagner en précision et en clarté, et laisser respirer tout en commençant et en gardant le corps en équilibre sur une bonne partie.

Comment le faire : Commencez par faire semblant ensemble et placez votre droit dessus sur votre gauche intérieure en place. Appuyez sur vous avez en avance et trouvez un point d'arrêt en face de vous que vous pouvez garder dans un bon coup d'oeil.

Heath et se briser pour 8-10 brèche alors des vues de spectacle. Assurez-vous que vous ne tardez pas à démarrer et à garder vos abdominaux allumés et promis à nouveau.

6. Warrior 1

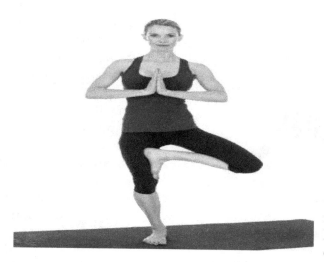

Des plans principaux sont essentiels pour la construction de la résistance et de la stabilité dans un programme de yoga. Ils nous donnent confiance et étirent les hanches et les cuisses tout en renforçant la force à l'intérieur du ventre et du cœur.

Warrior 1 est un gentil barbard ; et un grand choix pour ouvrir le devant (bodys, fléchisseurs de hanche, pantalons) tout en renforçant les jambes, les hanches, les fesses, le noyau et le boddy supérieur.

Comment le faire : Pour le reste, vous pouvez faire en sorte de commencer à revenir avec votre départ pour arriver à un poumon, puis tourner votre gauche à gauche et continuer à avancer.

Soulevez votre sang-froid et appuyez sur tous vos plans. Faites un pas en avant et répétez le long de l'approche.

7. Warrior 2

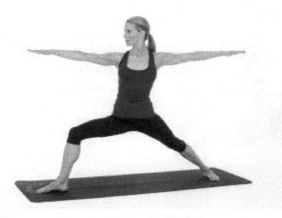

L'arrêt 2 est un ouvre-hanche externe et se prolonge au-dessus des pensées et de l'aine. Il s'agit d'un bon point de départ pour de nombreuses caractéristiques, notamment la transition, l'extension prolongée et la moitié de la lune.

Comment le faire : Tenez-vous avec votre pied une seule partie de la longueur. Tournez vos orteils droits à 90 degrés et vos orteils gauches à 45 degrés. Pliez votre genou droit jusqu'à ce qu'il soit vraiment au-dessus de votre cheville droite tout en gardant le reste entre les deux.

Assurez-vous de vos relations avec vos visions et prenez le dessus sur votre main droite. Tenir pour 8 à 10 respirations avant de renforcer la jambe droite et de tourner votre attente vers l'autre vue pour la répéter à gauche

8. Assis vers l'avant

Il est important d'incorporer une nouvelle frontière dans la pratique
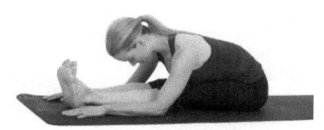
du yoga pour éviter les obstacles, les bas et les côtés et les côtés supérieurs. Assis en avant est le meilleur endroit pour que chaque personne puisse commencer à ouvrir le body et à laisser passer par des positions imprécises.

Si vous vous sentez tout plan tranchant, vous devez arrêter; mais si vous sentez la tension quand vous allez de l'avant et que vous pouvez continuer à vous ressaisir, vous devrez commencer lentement à rester en place et à continuer. Vous pouvez également garder vos genoux pliés dans la position aussi longtemps que les pieds restent flambés et en même temps.

Comment le faire : Commencez par dire avec vos jambes ensemble, partez complètement flippé et ne tournez pas dedans ou pas, et vos cheveux par votre maison. Laissez-vous aller et commencez à aller de l'avant de votre côté. Engagez vos abdominaux inférieurs et faites en sorte que votre ventre se mette à bouger vers le haut de votre corps.

Une fois que vous avez atteint votre maximum, arrêtez et brisez pour 8 à 10 brèches. Assurez-vous que vos épaules, vos oreilles et vos oreilles sont toutes libérées.

9. Briser la pose

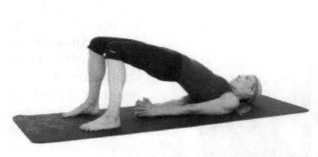

Un chemin vers un point avant est un virage à fond. Le pont est un bon virage pour débutant qui stoppe le corps avant et étire le dos.

Comment le faire : Allongez-vous sur votre dos et placez vos pieds à la largeur des hanches. Je vous invite à regarder votre pied et à laisser vos fesses hors du tapis. Intlez votre ensemble et voyez les premières vues sur l'étage au fur et à mesure que vous montez votre plus récent.

Imaginez que vous talonniez vos talons sur ce qui doit viser vos clients à engager vos points forts. Maintenez la position pendant 8 à 10 respirations, puis abaissez vos hanches et recommencez deux fois plus.

10. Pose des enfants

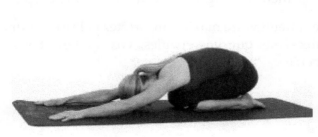

Il n'y a sûrement jamais que de bonnes poses et les enfants ne sont pas promis et il n'y en a probablement pas moins pour les débutants mais pour les praticiens du yoga de tous les autres.

Il est bon de dire qu'il devrait être utilisé quand vous êtes tombé sur DOWWIN Dog, avant de vous coucher jusqu'à ce que vous ayez la chance de vous en sortir, et certainement vous êtes certainement indécis.

Comment le faire : Commencez par tous les temps, puis apportez votre chevalet et attendez en même temps que vous dites que vos fesses se rapprochent de vos talons et étirez vos armes en avant. Abaissez votre front vers le bas (ou bloquez ou roulez ou roulez) et laissez votre corps se libérer. Tenez aussi longtemps que vous regardez !

CHAPITRE 7: RITUELS ET PRATIQUES SPIRITUELS

Rituels faciles à faire tous les jours

AYurvedada est le premier aperçu du yoga et de l'un des plus anciens symptômes les plus intéressants de la santé. À AYURVEDA, on pense que toutes les parties sont composées des mêmes éléments clés qui existent en nature : au début, en eau, en terre, en terre, et en endroit. Ceux-ci sont tous en bonne et due forme dans chacune d'entre elles en quantités différentes, et cette marque unique en son genre - a défini notre dosha ou estivale - c'est ce qui est le plus important. Toutes les décisions doivent être prises pour faire des choix qui sont idéaux pour notre corps et notre esprit, selon notre vision.

Quoi qu'il en soit, même si vous ne savez pas grand-chose sur AYURVEDA et que vous n'avez aucune idée de ce que votre constitution est, il y a des façons simples que vous pouvez apporter avec votre Ayurvédique dans votre routine.

voici quelques exemples que je recommande de commencer:

1. Utilisez un grattoir à langue.

A Ayurveda, la santé est généralement liée à la présence ou à l'absence de problèmes dans le boddy. Utiliser une bonne idée pour commencer dans la façon de faire, avant de vous brosser les dents, est considéré comme une façon la plus efficace de faire des remises en question et de faire des remises en question qui est vrai.

Il est utilisé pour améliorer non seulement votre haleine et votre santé générale, mais votre opinion est tout aussi bonne. Cela est dû au fait que la mise à jour est censée pour amorcer votre séance de test, et cela est certainement la première étape dans le processus de démarrage.

2. Essuyez l'huile.

En fin de compte, c'est la mise en place d'un ensemble ou d'une noix de coco comme un mot, en le faisant tourner autour de votre bouche pendant 10 à 20 minutes. Il s'agit d'un rituel ayurvédique qui est devenu de plus en plus populaire en quelques années, alors que de plus en plus de personnes se sont transformées en éléments de bien des choses.

OLL ROLLING détoxifie le corps en tirant jusqu'à la bouche. Il est excellent pour les dents et les gencives et a également des effets de blancheur et de blanchiment effrayants. Lorsqu'elle se fait régulièrement, l'extraction d'huile a un effet de régénération et aide à améliorer les sens. AYURVEDA donne un peu d'importance à la langue, qui est censée être intimement liée à la diversité des formes corporelles. Purifier la lutte contre le pétrole est ainsi censé être bénéfique pour tout le monde.

3. Pratiquez simplement avec le corps.

L'Abhanga est un rituel luxuriant qui implique de se faire soi-même avec de l'huile tiède sur tout le corps. Cela semble tout simplement aussi étonnant et redéfinissant que cela puisse paraître!

Cette merveilleuse pratique a peut-être bien sûr, autre que ce qui est évident : une allure à toute allure, une vision à long terme. Quand tout va bien dans le système, il est censé soigner toutes les parties du body, améliorer la crédibilité et la stabilité du système lymphatique. L'acte d'auto-massage est lui-même un rituel stimulant en invoquant la séquence de la thérapie, et une aide importante à la pratique dans AYURVEDA.

Généralement, aucune autre noix de coco ou autre n'est utilisée, en fonction de votre choix de partie. Le tout devrait être légèrement chauffé pour une meilleure absorption et ensuite massé doucement à l'intérieur de la façon dont il était censé y aller, en allant dans des monnaies en particulier et en faisant de plus en plus clair. Vous pouvez ensuite reparler pendant environ 10 minutes pour permettre à la jeune fille de pénétrer dans le plan du programme pour prendre une douche ou une autre douche. C'est à la fois pur et revigorant !

4. Levez-vous avec le soleil.

Tous les jours, nous devons certainement commencer - en tout cas, bien sûr, bien sûr, bien sûr, ou bien avant 6 heures du matin en Alyurvéda, il est sûr que nous aimons bien

En fait, la vue qui est faite des éléments de l'espace et de la surface, est également décomposée avant 6 heures du matin. Vata est respectable pour le moment, et c'est un moment où notre énergie est optimale et que notre mari est atteint. En d'autres termes, c'est un moment idéal pour une planification ou un exercice particulier. Le fait de faire des présentations de soleil ou d'autres asanas de yoga est une excellente façon de commencer le jour.

5. Merveilleusement.

L'Ayurveda nous enseigne qu'il ne s'agit pas seulement de ce qui est important, mais comment nous en sommes. Manger avec des récompenses est parfait pour un corps et une corp équilibrée. Notre culture et nos modes de vie ne peuvent pas toujours permettre cela. Nous sommes tellement habitués à en acheter une à la prochaine que nous trouvons souvent bien manger nos repas à nos envies, ou écourter le dîner en écoutant la télévision ou par e-mail.

A Ayurvedada, la nourriture est considérée comme ordonnée et doit être observée et vue avec intention. De formidables récréations doivent ralentir et aller au-delà de ce qui nous attend dans notre boddy. Cela peut ralentir, ce qui est similaire à la pause entre les brises, et la même intention qui a été définie lors de la pratique du yoga.

Manger est une partie essentielle de notre vie - nous devrions lui donner le bon moment et continuer à donner à d'autres personnes.

Tous les avantages pour améliorer votre santé

Un régime alimentaire équilibré et une excellente récursivité est seulement le début de la détermination d'une personne et d'un corps sains. Profitez de quelques-unes des AYurvedas les moins connues et des suggestions et des promesses pour atteindre la meilleure moyenne possible.

Un régime alimentaire équilibré et une routine quotidienne de remise en forme sont essentiels à une bonne santé et corps. Mais c'est juste le début quand il s'agit d'une santé optimale. Ayurvédique medicine and ancient teachings many lesser-Have known practices qui peut assist things Avec like weight-loss, detoxifying the body, and improving your overall mind, body et spirit connection.

1. Méditation

Une étude effectuée à UC Sank Français pourrait faire 47 en tout cas et les a divisés en deux groupes. Seul un groupe a reçu une formation en « prise de conscience » et a fait 30 minutes par jour. Au cours de la dernière journée, le monde qui a perdu la plupart a perdu un grand nombre de bons plans et a montré une forte diminution de son taux de cortisol (ce qui est certainement le meilleur moyen)

La méditation peut comprendre tout ce qui va de la prise de conscience pour faire bouger les choses ou pour vous. Choisissez les seules qui résonnent avec vous et respectez-les. Plus vous pratiquez, plus cela deviendra facile.

Essayez ceci : préparez-vous à la médiation de 21 jours avec Oprah et Derekka Chrópra ou commencez par des méditations guidées.

2. Pranayma (exercices de respiration)

Détruire la respiration diaphragmatique efface les poumons de l'arme à feu, et les incroyables, ce qui est important, vous offrant un effet physique plus vital. Détruire le ventre qui stimule également vos organes internes et favorise la digestion en stimulant le métabolisme et en prolongeant la durée de vie.

Essayez ceci : Kapalabhati est une technique de respiration qui utilise vos musiques abbomanes pour se propulser dans votre corps avec des exhalaisons forcées répétées. Cela devrait dire pour étouffer l'Agni ou pour la première fois et peut réellement donner à votre adieu un bel aperçu.

3. CONSTRUIRE

Cette méthode générale a été conçue pour éliminer les toxines sur votre langue mieux qu'une brosse à dents. Si vos têtes sont couvertes de bactéristiques et de lieux, cela fait qu'il est plus difficile de vous faire plaisir. Cela conduit généralement à aller plus loin sur le sel et à se tenir au courant des alertes, et peut entraîner une suralimentation.

Essayez ceci : placez le plan de marche aussi bien que possible sur votre plan de travail aussi confortable que possible. Utilisant une première, mais douce, assurez-vous que la distance entre la bâche de votre langue et la pointe est réduite. Rincez et nettoyez la surface de la grille et recommencez jusqu'à ce qu'il ne reste plus aucun résidu dangereux. Prend environ 1 à 2 fruits.

4. Tirage d'huile

Tout comme dans la définition de la langue, lorsque vous vous remettez à penser et que vous vous arrêtez de la bouche, il semble que cela détournera l'attention de la personne. Le Dr F. Karach, MD, qui est réputé pour avoir pénétré de l'huile dans le monde entier, explique qu'il a la capacité de traiter les varia- bles, ce qui est vrai, il est vrai qu'il est vrai.

Essayez ceci : Prenez 1 à 2 tblblets de pression à froid ou de l'huile de noix de coco et, surtout, faites-le se promener dans votre bon sens, comme vous le savez. Après environ 15 à 20 minutes, enlevez le tout saponifié et faites une pause.

5. Massage

De nombreuses études ont montré que la santé était incroyable, car il y avait des choses à faire, dont le fait d'éclaircir était bien bloqué et était sûr, grâce à une réduction de la taille, par exemple, une réduction importante, et une L'Institut national de la santé a fait une étude en 2009 pour déterminer que le fait de réussir à réduire le succès de la construction et de la stabilisation des mouvements entre les deux.

Essayez ceci : si vous ne parvenez pas à accéder à un spa, essayez un autre moyen ou AbhYangua avec n'importe quelle solution de haute qualité. L'Ayurveda suggère d'utiliser soit un autre ensemble, soit une noix de coco.

• Agitez le tout et appliquez-le à tout le corps de votre cuir chevelu à vos orteils.

• Prends des idées et des photos sur une partie de ton corps, en utilisant des circulaires sur les jolies et les longues promenades à long terme.

• Trouvez-en quelques-unes où il y a des terminaisons nou- velles pour évaluer votre cuir chevelu, des cheveux et des fesses.

• Dites-vous comment vous vous rendez compte dans un bon plan pour une vue imprenable.

Mettez-en quelques-uns dans votre propre vie et prenez votre temps.

6. Transpiration (Swedana)

Votre plan est la plus grande organisation de désintoxication. Quand des plans sont envisagés pour qu'ils s'agrandissent et qu'ils soient tout de même importants pour être libérés du body par le biais de la glissière du plus beau. La respiration augmente également la précision et aide votre corps à se débarrasser de l'excès de poids.

La Suède est le nom d'une belle scène ayurvédique qui dit qu'une huile à corps plein est réputée avoir été transmise par une vapeur. Il mobilise les désordres dans votre corps, qui ensuite se relâchent à travers vos plans.

Essayez ceci : que ce soit en haut du sauna au gymnase ou en prenant un bain chaud, faites-vous plaisir. Assurez-vous de faire de la drague pendant que vous le faites.

7. Basti (Enema)

Cette mise en scène utilise uniquement les informations, qui est introduite dans le réservoir avec le système de lubrification de la traçabilité et du nettoyage internes intenses. Cela peut ne pas être pour tout le monde, mais après avoir vu des milliers de personnes passer par Panchakarma (et un programme de nettoyage AYurvedic) et obtenir des traitements de base tous les jours pour environ une semaine, les changements et les résultats sont indiscutables.

8. Mangez votre plus grand repas au moment du déjeuner

Chaque jour, la différence est là à son apogée lorsque le soleil est à son plus fort dans le jour (environ 12 à 1 heure du matin). Cela ne veut pas dire que vous devriez commencer à descendre à tout ce que vous pouvez faire pour le déjeuner. Le rôle est de faire votre petit déjeuner et le dîner des repas plus grands et plus facile à digérer.

9. Restez en place

Une étude récente à l'Université Western Raiserve, réalisée par Sânjäy Pätel, MD, a révélé 68.183 femmes pour 16 ans. Les résultats ont montré le plus grand nombre de personnes pour cinq heures ou moins près étaient probablement un peu plus susceptibles de se rapprocher de 30 jours ou plus pour se rendre au moins au moins.

Essaye ça :

• Faites en sorte que votre envoi soit toujours propice à la fermeture en devenant votre être aussi sombre que possible. Même les petites lueurs brillantes sur vos horloges anciennes et leurs allumettes peuvent affecter la sécurité de la fermeture. Alors, tout est fini.

- Prenez un bain d'eau chaude avec quelques sels d'Ensemble et apaisants, mais aussi - comme si vous étiez ou camomille - et donnez-vous un autre massage traditionnel après tout.

- Gardez des informations visuelles stupéfiantes à l'aide de certains composants, de certaines stratégies et de certaines options et, au minimum, de 2 à 3 heures avant de commencer.

- Réveillez-vous tous les jours, de préférence au coucher du soleil, et allez-y à un moment précis. Vers 9 h ou 10 h est le meilleur.

10. Laugh Out Loud

Le Mayo Clinic dit que le rire relance les éthologies, éblouit la circulation sanguine et favorise la relance. Avez-vous déjà eu un très bon rire qui a fait votre musculature du ventre? Cela dit. Avec une bonne comédie, faites des blagues amusantes et ne vous promettez pas de rire de vous-même.

Essayez ceci : il y a tout un tas de yoga qui a commencé par le yoga qui est destiné à devenir stupide. Des personnes ont rapporté des allégations de joie extatique et de bonnes raisons.

11. Buvez de l'eau chaude et du thé au gingembre

Un peu d'eau peut vraiment intégrer vos fonctions distinctives. Au début, buvez beaucoup de bouffe ou de l'eau chaude et buvez du thé tout au long de la journée et avec des moyens. Le thé au gingembre aide également à augmenter l'Agni (au premier plan) et la digestion approximative.

Essayez ceci : Commencez par une seule tasse de thé au gingembre dans la matinée, et si cela vous semble parfait, créez entre 2 et 4 découpes par jour.

12. UTILISEZ LES 6 « TESTES » DANS TOUT MÉLANGE

Sucré, notre, salé, meilleur, piquant, et étonnant, sont considérés comme les plus sombres dans AYURVEDA. Tous les fruits, les légumes, les graines, les noix et les légumineuses ont une « saveur » générale ou une combinaison de quelques-uns. Idéalement, vous pourrez les comprendre dans chaque repas.

Essayez-le : gardez-le et utilisez une épice AYURVEDDIQUE qui enlève les flamboyants, comme le sucre d'orange, le gingembre, la moutarde, le curcuma, le cerisier, la farce et la cayenne, et la cayenne

Il aide également à choisir où aller et à s'assurer que vos appareils ont un arc-en-ciel de couleurs.

13. Ne mangez pas pendant que vous vous sentez trop émotif

Lorsque vous êtes convaincu par des sentiments inintéressants, cela signifie que vous n'avez pas l'intention d'attaquer les aliments que vous mangez. Cela peut conduire à des choix diététiques, à la suralimentation, à la digestion et, de façon décisive, après un grand nombre de repas. Attendez que le programme s'arrête avant de cueillir votre fourchette.

Essayez ceci : Respirez profondément et à chaque fois que vous vous imaginez en laissant passer les émotions. Réactivez jusqu'à ce que vous vous sentiez clair et concentré. Ensuite, prenez une nourriture.

14. Prenez votre temps pour manger

La mastication est la première étape dans les approches distinctes. Au fur et à mesure que vous mâchez, certaines enzymes sont décomposées par vos brillants atouts qui aident à décomposer votre corps. Le fait de passer plus de temps donne également à votre estomac plus de temps pour signaler à votre frère que vous êtes rassasié, en vous évitant de manger plus que ce qui est nécessaire.

Essayez ceci : mâchez votre corps jusqu'à ce qu'il soit aussi brillant que possible avant de le faire.

15. Mangez en une seule fois

Ne vous méprenez pas, il n'y a rien de tel que de préparer un bon repas tout en discutant avec des amis et en famille. Mais en essayant de garder le silence, il y en a aussi quelques-uns. Lorsque vous le faites, vous appréciez votre bien à tous, et c'est tout simplement d'entendre votre message indiquant que vous êtes plein, ce qui vous aide à mieux faire et à vous assurer plus que vous.

Essayez ceci: des informations sur certains de vos amis et zooment sur les extensions et les flamboyants avec une réflexion attentive. Prenez votre temps, soyez reconnaissant de ce que la nature prévoit, et savourez chaque bouchée.

CHAPITRE 8: RÉGLAGES SAISONNIERS ET NETTOYAGE TOUTES SAISONS

Vivre en harmonie avec notre environnement naturel est la clé pour rester sain et équilibré. Manger avec les choses au moins et déconcerter nos rituels pour s'adapter au temps de chaque année, nous permet de nous synchroniser avec le rythme naturel de la vie.

Comprendre notre propre nature et les faits saillants de chaque saison est le point de départ pour faire les choix les plus sains, en garantissant une bonne qualité de vie, une bonne façon, un bon plan et une énergie

Selon AYURVEDA, nous sommes composés des mêmes éléments que nous avons dans la nature : la Terre, l'eau, la Terre, l'Air et l'Éthère. Chacun de ces éléments se caractérise par certaines qualités. Nous pouvons également être témoins de ces éléments à l'intérieur de notre amour avec notre corps et notre esprit.

Une combinaison de ces mêmes doshas créatives, ou des avantages du ventre et de la menthe. Pour l'essentiel, c'est notre création génétique.

Nous sommes composés de tous les 5 éléments, mais il peut y avoir une ou deux expressions qui sont importantes dans notre constitution personnelle. L'Ayurveda reconnaît qu'il y a des vues et des conseils qui s'alignent sur les lignes directrices et les éléments qui sont importants dans chaque position. Une des explications de n'importe lequel de ces éléments peut créer une imbriquée et laisser faire la différence. AYurvedah nous offre les outils pour les tournées saisonnières et, au moins, les choix pour nous aider à trouver notre équilibre de manière indiscutable.

Il y a 3 raisons en Ayurveda :

- Pleine / Plus grande (Váta) éléments de Air & Ether
- Spring (Kap ha) Eléments de l'eau et de la terre
- Été (Pitta) Eléments de feu et d'eau

Seasons - Varscha Ritu ~ RAYAN

Selon AYURVEDA, il y a six endroits dans la vie ; avec les extras ajoutés étant - La dernière session (février-mars dans le même temps) et plus tard, elle sera divisée en EARLY Wntnterr et la fin de l'hiver. Tous les six aspects ont des effets différents sur la terre et notre corps / mourez, et pour cette raison, nous avons dû ajuster notre goût et notre mode de vie en fonction de la santé et de l'équilibre tout au long de l'année.

Actuellement au Mlburnurn, nous sommes à Varsha Ritu, aussi la saison actuelle ; cela va de février à mars. Dans nos environnements extérieurs et intérieurs, l'énergie Vata Dosha (Ether + Air) est incroyable, tout comme un grand Pitta Dosthair pour toujours (Eau + Eau). Comme notre Vata Dhash est incroyable à ce moment-là, les gens ressentent souvent des maux et des douleurs dans le corps, un aperçu des problèmes de santé et des problèmes majeurs. En suivant cela pour l'alimentation et le mode de vie au cours de la saison de Varsha Ritu (RAY), nous pouvons aider à maintenir l'équilibre au sein de notre corps et de notre esprit, en aidant à fêter la santé et en harmonie avec le bien-être.

Vous pensez peut-être, vous parlez plutôt en un mois de février ? Oui, il peut être très chaud, et nous obtenons souvent des jours d'humidité et d'arrêts. Cependant, les effets physiques du changement climatique peuvent ne pas être si simples, mais plus subtils. Vous pourriez être enthousiasmé par le changement de la vue, ou voir ces choses et ne pas penser à certains de ces objets et les intégrer dans votre corps. Ce sont tous les effets qui vont de la modification de la vue, de l'été à Rainy, et ils ont l'impression que les meilleurs ne sont pas près de vous. Au cours de cette saison, notre façon de voir et notre homonyme sont les mêmes que de penser que le reste de l'année, nous avons donc dû être très prudents quant à ce que nous avons à faire. En utilisant ces plans et en suivant une procédure précise, chaque jour vous aidera à garder l'équilibre en cette saison.

Do:

Commencez chaque jour avec un verre d'eau chaude, avec une pression de lemon, car cela aide à faire des économies pour notre vie quotidienne pour le jour.

• Ayez une nourriture simple et facile à digérer. - Comme notre beauté est belle à ce moment-ci de l'année, nous ne voulions pas garder notre longueur et notre beauté ; manger des aliments sains qui sont en place, et qui sont agréablement choisis, sont les meilleurs !

• Ajoutez des huiles pour vous / faire, comme le ghee ou l'huile d'olive (dans la plupart des cas). Il est particulièrement efficace car il est profondément enraciné et il ne fait aucun doute que tout cela est bien compris et tout de suite, en aidant à faire briller le bristol sur tous les morceaux de ce sujet (Aimez ou évitez l'huile de noix de coco en cette saison - à moins que cela ne se démarque par un AYURVEDISC PRATACTITINIER - car il est tolérant et il s'aggravera Vata.)

•Lorsque vous planifiez vos repas quotidiens, demandez-leur de faire en sorte que le coucher de soleil passe chaque jour sur la route. Notre petit feu (qui est possible Agni en Ayurvedada), se traduit par un mini soleil, de sorte que notre beauté imite le soleil et sa force tout au long de la journée.

1. Excellent : Cela devrait être votre repas de la taille moyenne du jour. Pour commencer, nous ravivons le tube digestif après une courte période de réflexion. Nous ne voulons pas simplement déverser quelque chose dans notre tube digestif.

2. LUNCH : C'est lorsque le soleil est à son point le plus élevé et le plus proche pendant la journée, tout comme notre image au premier plan. C'est le moment d'avoir votre plus grand / le plus lourd du jour.

3. À l'intérieur : Tout comme le soleil se couche, notre tube digestif va s'arrêter et restera bas toute la nuit jusqu'à ce que le soleil se

couche. Quand nous mangeons beaucoup / à ce moment-là, nous imposons un lourd fardeau à nos systèmes d'imagination, ce qui peut nuire à nos approches respectives, à notre élimination et à notre abandon. Cela devrait être le plus petit et le plus petit moyen de la journée.

• Je suis allé chercher, dans certains aliments. Quand nous voulons aller plus loin, cela signifie qu'il est préférable pour nous de commencer (en particulier, car notre premier tube digestif est en marche pendant cette séance).

• Ajoutez bien dans votre vie. Avoir du miel sur du pain grillé, ou le faire disparaître est une bonne chose. (Évitez de chauffer votre bien, car cela le fait se transformer en une solution trop complète)

• Votre diet should focus on meals that orge include, rice and wheat.

• Ajoutez à vos plats des plats tels que : Gingembre, Graines de cumin, Black Peper et Asafoetida. Ceux-ci aideront à comprendre votre point de départ et sont en train de tourner.

Sure Assurez-vous que vos aliments ont un équilibre entre les saveurs salées, sucrées et (légèrement) aigres - elles aident à pacifier et à vaincre la vapeur.

Ne pas :

A ROD / FROID FOLD (et dit comme de l'eau froide / réfrigérée). - Comme notre système digestif est en train de se dérouler de cette façon, nous ne voulons pas être en train de ranger les aliments froids ou d'avoir à manger des aliments plus gros dans notre boddy. (Cela comprend notamment les astuces et les calomnies froides)

• Ralentir pendant la journée. Cela perturbe notre système de digestion et ralentit le métabolisme.

• Boire de l'alcool, comme c'est le cas pour Vata.

• Manger congelé ou conserve des plats. - Ces aliments manquent dans Prana (même force) et ne doivent être pris que dans de petites quantités.

AYURVEDA ET TEMPS D'ÉTÉ

L'été est un excellent moment de l'année. Les jours et les nuits sont plus longs, l'air est froid et chaud, et des kérosènes douces ressemblent à l'océan. Notre WIld Self est en ce moment. Elle est prête à voler sur les dernières couleurs, pour éviter de traverser les grilles, et pour plonger profondément dans la haie de la mer. L'été est une période de location, le jus de pastèque coulant a coulé sur votre chine, et semblant comme quoi que ce soit est raisonnable. Qu'est-ce que notre sauvage vous demande? Notre Soi Sauvage est notre état naturel d'être humain. Nous avons notre propre Soi - avec notre Lumière Universelle, - qui nous appartient. Ce qui est utilisé dans notre corps humain, et c'est son bon esprit - qui est notre vie sauvage. Se connecter à votre volonté est donc simple, il est juste de revenir à votre rôti naturel dans la nature. Sortir dans la nature, interrompre votre téléphone / ordinateur / téléviseur pendant un certain temps et profiter du bon sens dans son flux naturel.

Lorsque nous sommes en contact avec notre vie sauvage, nous sommes naturellement allés de pair avec notre être naturel. Nous sommes de retour dans le flux naturel de la Terre, en tenant compte des éléments de notre corps aux éléments de la terre qui nous entoure. En tant qu'êtres humains, nous sommes censés non seulement vivre mais à travers chaque cycle saisonnier. Pourtant, grâce à une bonne partie de notre temps et grâce à des points forts de la conclusion (en continuant), nous avons débloqué le flux naturel de la terre. Nous avons essayé de créer notre propre flux artistique, pour y vivre. Et oui, nous sommes en mesure de vivre dans ce flux normal, mais sommes-nous vraiment passionnants, ou tout simplement survivant? En partant de notre point de vue naturel, et rigide dans notre nouveau point de départ, nous perdons actuellement qui est vraiment. Le bonjour est, c'est la chose la plus facile à ré-allumer dans notre propre moi, et à se replonger dans le flux naturel de la terre.

À Ayurveda, Summer est la vue sur Pitta (Fier et Water). Tout comme les saisons, nous sommes également passés par les autres (Ether, Aïr, Feu, Eau, Terre). Nous avons tous ces éléments avec nous. L'Ayurveda montre que la philosophie est la suivante: ce qui nous appartient, se produit également chez nous. La plus grande beauté de Pitta est qu'elle est née avec les enfants à balayer ici. Ici et là, il y a un mélange gracieux de chaleur et de froid. Quand elle est trop bien avec elle, elle peut se rafraîchir ici avec son bord de l'eau. Et vice versa, si elle doit être moelleuse dans son eau froide, elle peut se mettre en marche avec un rapide coup d'œil de son passé.

Nous avons tous le reste du feu à l'intérieur de nous, (entre autres plus que d'autres), si bien que l'été peut parfois être un bon moment pour chaque année. Au cours de l'été, Pitta (le feu) est le plus important, le moins bien dans notre environnement, et avec nous (car ce qui est à l'extérieur est à l'intérieur). Si vous êtes comme moi, et que vous êtes une personne battue / morte, alors ce temps de l'année peut faire en sorte que votre hésitation se prolonge. Voici quelques-uns de mes trucs et astuces préférés pour aider à maîtriser votre feu et à vous aider à fêter les événements tout au long de l'été!

AYurvedic Summer Seasonal Guideline

1. UTILISEZ ROSÉWATER COMME UN PLUS TARD. Les rafraîchissements et le soutien de votre peau semblent doux, toniques et nourris. J'ai tendance à répéter parce que non seulement il ne fait que peu de temps, il peut être utilisé plusieurs fois par jour. Énergétiquement, il aide à améliorer la stabilité et aide à améliorer votre capacité à aimer. Vous pouvez faire en sorte que vous soyez propriétaire ou acheter parmis vous sur votre marché local / épicerie indienne autrefois. Mettez-les dans une bouteille la plus propre et infusez-vous aussi souvent que vous le souhaitez!

2. Légèrement, sans aucun doute, les aliments facilement digérables. Au cours de l'été, notre premier aperçu s'est fait, comme un moyen naturel d'aider à garder la fraîcheur pendant les mois les plus chauds. Lorsque notre feu digestif (ou Agnî comme nous le disons en Ayurvedada), est faible, nous ne voulions pas mettre de la chaleur, devions digérer les aliments en elle. Pensez-y comme ça. En tout cas, nos chiffres sont comme un solide modèle - vous pouvez mettre un grand choix de ce qui ne va pas y être, et cela le fera

toujours très bien. Cependant, si vous avez fait quelque chose sur certains incendies de feu, vous serez toujours en train de discuter avec la pièce de bois par le biais de l'automobile d'automne. Mon numéro un pour manger pour l'été est le plus grand. - Saisonnier - Petit - Satisfaisant. Manger des choses qui sont en saison. Rappelez-vous que nos promesses ont été conçues de manière naturelle, alors quand nous nous approchons de la mise en scène avec de la nature et de la même façon, alors nous avons réussi! Mangez de meilleurs repas. (rappelez-vous que le feu est faible!). Attendu à votre body et c'est nécessaire. Si vous avez faim, allez. Si vous ne le faites pas, alors ne partez pas. Très simple! Et enfin, appréciez vos mesures et soyez satisfait. Quand nous faisons plaisir et que nous nous joignons à notre relation avec notre nourriture, il aide notre corps à se développer et à vraiment se tenir à notre plaisir. Lorsque nous sommes dans un état de rêve, nous absorbons tous les nutriments de nos aliments et en tout cas au mieux.

3. Restez fou! Mes deux allers-retours pour la séance de réflexion au cours de l'été sont 1. Poméranie Juice. Toujours avec votre volonté et le fait de confondre les thés hébraïques (comme le mnt et le noisette), en ayant un ¼ de verre de jus de grenade mélangé avec un peu de plus près. C'est une boisson très agréable à boire et à consommer comme une boisson au choix - parfait si vous avez passé la journée à la belle et que vous vous sentez déshydraté! Magnifique. Au plus tôt, on a acheté la plupart du temps cet été (car ils peuvent être pleins de perversités!), On a opté pour un mélange de noisette à l'huile d'olive et de couleur noire à peu près. Mélangez ces deux belles choses ensemble et utilisez-les pour tous vos besoins les plus intéressants. Il peut être appliqué à vos cheveux pour un beau masque, utilisé comme un hydratant pour le corps, et après un soin solaire nourrissant le plus puissant / le plus doux, et un plus grand pour le plus grand, c'est le plus sûr

AYURVEDA ET TEMPS D'ÉCRAN

À Ayurveda, notre Kapha DOSHAT, (composé d'éléments de l'eau et de la terre) obtient la première de Sring, alors que la Vatana (Ether + Air alliances) va de plus en plus. Quand nous allons de l'hiver au printemps, cela peut sembler être un événement difficile à faire pour notre esprit et pour nous. Alors que l'hiver peut tout faire pour se mettre à l'aise et se nourrir sur les aliments modernes, cela peut nous amener à entrer dans le sentiment de lourdeur et de lenteur. Donc, il est temps de réfléchir, et de supprimer les nombreux aspects de notre «plus beau moment», afin de permettre une nouvelle croissance et une abondance au cours des prochains mois.

Un peu comme nous aimerions faire une séance de montage de notre hôtel pendant ce temps, notre corps fera également un «programme de mise en place» naturel. Si nous n'avons pas écouté notre corps + peut-être ou si nous les avons surchargés au cours de la dernière de la journée, ce «printemps de printemps» naturel ne sera pas aussi efficace que notre équilibre, nous laissant ainsi hors de l'équilibre, .

Êtes-vous prêt à lâcher prise de votre vie sans intérêt, et à apporter la lumière, l'énergie juteuse et la plus douce de la montée dans votre corps et votre corps? Il y a quelques conseils pour créer un plan de réussite, pour aider le balin et aider à votre vie de longue date, de bonne foi et de sang.

AYurvedic Spring Guide saisonnier

1. Il y a quelque chose de fondamentalement - en examinant et en tenant compte de KARPHA décomposant des points forts - piquants, plus beaux et plus forts. (Par exemple, les verts foncés, le gingembre, le thé noir) Lorsque nous mangeons en harmonie avec la saison, nous aidons notre temps et notre volonté à l'aligner parfaitement sur le flux naturel de la terre. Essayez d'obtenir les résultats des marques de fabrique, ou des producteurs locaux, car cela va être frais et plein de Prana (vie à vie). Ou même mieux, cultivez le vôtre! Même s'il n'y a pas grand-chose sur votre plan, etc., c'est incroyable, non seulement fera partie du cycle de croissance de la personne, mais vous allez être au courant de la façon dont de la nourriture délicieuse (et différente) est ici!

2. RANDONNEZ-VOUS AVEC LE SOLEIL. - En tant qu'êtres humains, nous faisons partie du système de nature naturelle, et nous

sommes influencés et affectés par le rythme naturel de la lumière du soleil et de la terre. Selon AYURVEDA, le meilleur moment pour se lever est avant le coucher du soleil, de sorte que vous pouvez être en veille avec la stature naturelle de la terre. Donc, pour le dire simplement, quand le monde naturel se réveille, alors vous devriez le faire. Si vous n'êtes pas une personne en herbe (et peut-être que beaucoup d'entre nous ne le sont pas!), Essayez ensuite d'augmenter votre temps de veille, ce qui vous amènera pendant 10 jours, alors cela vous dira un petit mot. Chaque jour, sortez un extrait 10-15 minutes plus tôt que vous avez fait le bonjour avant. Se réveiller et se prolonger avec le rhume naturel du soleil et de la terre, est très utile pour aider à la création de la balade et peut-être avec nos propres vies (nos cellules) et dans notre environnement.

3. Commencez votre journée avec un démarrage à suivre. - Plus ou moins notre body fait un détour naturel, et l'Amâ (txxin) est placé sur votre langue pour être fermé contre chaque jour. Chaque matin avant de manger ou de boire, assurez-vous d'utiliser un grattoir pour la langue (de préférence un plus approprié) pour écarter tout le reste de la langue de votre langue. Sinon, vous serez en train de montrer tout ce que l'Amá (paralysie) fera dans votre corps! Je vous suggère, une fois que vous vous êtes inscrit et que vous voyez ce qu'il en est, vous n'aurez jamais à aller plus loin pour ne pas mettre au rebut!

4. Soi-même - Abhyanga - Chacun se donne un soi-même aimant fait avec du sésame tiède. Ce will pas only aide nourish votre skin, mais it aide to move your circularity et lymphatic systèmes, tone musculaire increase, decrease Kapha (as the sesame huile est warming) and helps you to connect into votre body each day. Laisser le reste pendant environ 10 minutes (ou plus longtemps si vous pouvez!), Puis avoir un bain ou une exposition.

5. Débordant et se déplaçant - Kahra est la base dans le body est la zone la plus chaude la plus proche, c'est-à-dire. les poumons et les seins. Chaque jour, exercez-vous à respirer et à faire des exercices qui sont en train de s'arrêter et de chauffer. Essayez le soleil et propulsez vraiment la zone de santé / de cœur avec des étirements - pour aider à stabiliser l'énergie fraîche de Kāpha.

6. Pensez-y - Comme nous sommes certainement en train de sortir de la fraîcheur des mois d'hiver, nous devons donner à notre corps et à

notre esprit la chance de se réveiller et de se remettre en route. Évitez les situations froides et humides lorsque vous pouvez, en particulier les vieilles bouteilles et les liquides. Chaque matin, buvez un verre de saveur avec du citron et du ginker - pour aider à stimuler le système de beauté. Gardez l'arrêt de l'eau chaude pendant la journée. Gardez la chaleur et la chaleur (n'allez pas avec des cheveux!).

7. Conjuguer à la nature - L'une des meilleures façons d'aider votre esprit + flux corporel avec une perte de temps pendant cette décision, c'est de sortir dans la nature. Comme mentionné ci-dessus, nous sommes certainement partie de la beauté naturelle, alors quand nous ne sommes presque pas encore en train de commencer à fleurir et que nous allons commencer, nous sommes en train de commencer Ayant beau bright colourful flowers in your home and opening windows to permettre the brise spring to flow à travers et clear out the old stagnate / stuffy air from maison your that had built up over winter, sont simples amazingly ways to aide connect to nature et the saison de la montée.

CHAPITRE 9: HERBES MÉDICINALES ET RECOURS POUR LES MALADIES COMMUNES

Les herbes ayurvédiques sont un élément important de AYURVEDA, la préparation traditionnelle de la médecine de l'Inde. Les praticiens utiliseront généralement tout ce qui est nécessaire pour "nettoyer" le corps, au mieux pour lutter contre la maladie, et pour éviter le moud et le boudy, et pour le maintenir en place.

La base de toute médecine est d'empêcher et de traiter les allusions - au lieu de cela, de commencer à dire - en faisant un bon équilibre entre nous, au fil du temps. Tous les hervés sont rarement utilisés seuls. Instauré, ils sont utilisés dans le cadre d'une approche holistique pour la guérison qui peut inclure la nutrition, le massage, l'aromathérapie et la méditation.

Parallèlement aux herbes ayurvédiques, la plupart du temps, ils utilisent très bien les thérapies et les moyens de traiter les maladies et de promouvoir la beauté des êtres humains.

La santé commence

Plus de 600 formulations hébraïques et 250 préméditations de grande envergure sont incluses dans les schémas thérapeutiques de tous les traitements AYURVEDIQUES. Ces remèdes sont très bien développés en fonction de leurs objectifs en matière de santé, tels qu'ils sont en règle générale appréciés ou non. Bien que les études aient suggéré que certains hystères ayurvédiques pourraient être bénéfiques pour la santé, il n'y a aucun doute sur le fait qu'il existe une approche efficace.

Sur la base de la masse de la restauration classique, il y a ici des hastes AYURVEDIQUES qui justifient des garanties sérieuses :

Triphala

Triphala est une forme botanique qui contient trois différents types d'hybrides AYURVEDID (AMLA, MYROBALAN et BELLERRIQUES MYROLABAL). Les plus grandes études de tube ont suggéré que le tram peut exercer des effets anormaux, ce qui signifie qu'ils peuvent neutraliser les radicaux qui peuvent utiliser le long terme. En faisant cela, la trichka est en effet à prévoir ou à débloquer peut-être en train de relancer de façon prometteuse les maladies cauchemardesques.

Proponents also claim that triphala, classified comme rasayana (« chemin of essence") herbes, est en mesure to restore digestive et constitutional health chez les personnes souffrant d'obésité, pressure sanguine high, high cholesterol, and diabetes.

Une étude iranienne de 2012 a indiqué qu'un cours de 12 semaines sur le trichrome était capable de réduire le poids corporel, la graisse corporelle, le cholestérol total, les lipides, et que la « lipide », la lipoprotéine faible (LDL), était par le biais de cet adulte.

En dépit des résultats prometteurs, bon nombre des résultats n'étaient pas très différents de la part d'adultes ayant fourni un placebo. En moyenne, les personnes qui ont suivi une perte de poids de 4,47 kilogrammes (9,85 kilogrammes) au bout de 12 semaines ont été regroupées avec le groupe cycliste qui a obtenu 1,46 kilogramme (3,21 kilogrammes).

De plus, il sera nécessaire d'arrêter si ces résultats peuvent être remis en état et si le système offre un avantage certain, en traitant le traitement ou la prévention de l'homologation, par le biais de

Guggul

Guggul est une herbe ayurvédique traditionnellement utilisée pour réduire le cholestérol. Il est fabriqué à partir du seul arbre du guggul originaire de l'Inde, de l'Angleterre et du Pakistan. Des décisions importantes ont montré que le guggul a été utilisé pour juger le fait que cela pouvait ordonner de façon appropriée une image aussi éloignée que le 7e siècle. La recherche à ce jour a été mêlée sur la question de savoir si l'herbe peut certainement être utile sur ce plan.

Un étudiant de la Norvège a estimé que 18 jours ont fourni un plan de 12 semaines pour le guggul avait une durée de vie incroyable en tout total et ces "golos" de haute densité

En tout cas, il n'y avait aucun progrès dans le LDL ou tout autre niveau. D'autres études, en fait, ont montré des différences dans les concentrations de LDL, ce qui permet de douter de l'utilisation du guggul dans le traitement de l'hospitalisation (de grande envergure).

BOSWellia

En outre, également connu comme l'indication en provenance de l'Inde, il provient de la récupération de la boswellia treree. L'extrait est exact dans le sens boswellique, un composé connu pour détecter les effets anti-inflammatoires potentiels dans les meilleures études de tube. Les praticiens croient que ces propriétés peuvent aider dans le traitement des cancers inflammatoires chromatiques, comme cela, comme cela peut, par la voie du diagnostic, de la MPOC et de l'ulcératite.

Selon certaines hypothèses, un produit chimique connu sous le nom d'acétyl-11-céto-β-boswellique est en mesure de supprimer certains protocoles inflammatoires. Il s'agit d'une partie des symptômes associés à la douleur chronique et qui se manifestent de façon spectaculaire avec des discours stupéfiants (« contre toute attente »).

Une étude réalisée en 2011 par l'India a rapporté qu'une durée de 30 jours de Aflapin (une forme sûre de boswellia) était en mesure de réduire la douleur en 30 ans avec la connaissance des adieux. Rétablir pour beaucoup a commencé comme toujours en tant que cinq jours suivant le début du processus.

D'autres études seront nécessaires pour évaluer la sécurité à long terme d'Aflapin et si les mêmes résultats peuvent être reproduits dans un plus grand groupe de personnes avec des personnes agrées.

Gotu Kola

Gotu kolana, également connu sous le nom de plan d'Asitay ou de Cententela as asitayc, est un plan pérenne des débuts d'Apassade. Il est généralement prescrit comme un moyen de soulager l'angoisse, d'améliorer l'humeur, et de faire en sorte que tout ce qui est fantastique.

Gotu kola exerce un grand effet important. Il est probable que cela peut en tout cas devenir efficace et même aider à maintenir un bon plan chez les personnes atteintes de télémédecine, Alzhermirs. L'évidence à dater des remaniements est mixte.

Une étude de 2016 de l'Indonésie a rapporté que 750 à 1 000 milligrammes de gotu kölä, pris en tant qu'extrêmement bon pour faire des choses incroyables, a fait de gros efforts pour trouver un meilleur moyen

Rétablir toutes les autres mesures possibles (attention, concentration, fonction amusante, langue, pensée conceptuelle, pensée conceptuelle, coutume, et bien sûr, bien sûr, bien sûr) En décomposant les résultats probants, les consignes étaient limitées par la petite taille de l'étude, ce qui serait le meilleur avantage de l'acide folique chez les patients.

Peu d'autres études ont atteint un tel succès.

Selon une nouvelle étude de 2017 publiée dans des articles scientifiques, il devrait encore être possible de considérer que le gotu kolál peut améliorer la fonction cognitive par rapport à un plan.

Avec ce qui a été dit, les raisons pour lesquelles le gotu kola pourrait s'améliorer pourraient être améliorées en faisant en sorte que l'utilisateur se sente le plus en forme. L'effet le plus important possible peut également provoquer un arrêt temporaire plus rapide.

EFFETS POSSIBLES

Certaines herbes ayurvédiques peuvent être en mesure de produire des effets indésirables ou de les compromettre avec des médicaments continus. Pour en revenir à cela, informez-en votre médecin si vous utilisez ou êtes prêt à utiliser toute demande de remboursement de AYURVEDIC.

Parmi certains effets, vous devriez en savoir plus :

• Tríphala : la dirrhée et le diagnostic abdosmnal, en particulier en grandes doses

• Guggul : quelque chose de bouleversé, de gestes, de nasus, de vomissement, de selles molles, de dièrrhée, de beauté et de conseils

• Boswellia : une bonne partie du plan, de la nasie, de la dirrhée et une éruption cutanée totale (lorsqu'elle est appliquée au plan)

• Gotu kola : utilisation de l'estomac, nature, sensibilité à la lumière, et une poussée allergique (quand elle est adaptée au programme)

En raison du manque de qualité de la recherche, les herbes ayurvédiques ne devraient pas être administrées aux enfants, aux femmes enceintes ou aux mères allaitantes. On ne sait pas à quel moment vous pouvez acheter un médicament ayurvédique ou comment cela peut avoir un impact sur une conclusion médicale traditionnelle.

Parmi certaines des interactions médicamenteuses qui ont été connues pour se produire :

• Tríphala : le sang ressemble alors au Coumadin (warfarine) ou au Plavix (clopidogrel)

• Guggul: accouchement sans précédent, ou encore prématuré (arrêté définitivement)

• BOSWELÉLIE : CUMAID (WAN), PLAVIX (clopidogrel), et anti-inflammatoires non stéroïdiens, comme Advil (buburrofen) ou Alveve (NARPROXE)

• Gotu kola : Tlylénol (acétaminophène), comme les diflucanes (fluconazole), les statines comme le Pravachol (pravastátin), et les sédatifs comme Ativan (clonazépam) ou Ambiidem)

DONNER ET PRÉPARER

Il n'y a pas de directives impératives pour diriger l'utilisation proprement dite des hérésies d'Ayurvédict. En général, vous feriez vraiment confiance à l'expérience d'un plan de Ayurvedid. Même ainsi, les pièces peuvent varier d'un traiteur à l'autre. Comme tous les moyens de penser, tous les accords sont descendus de la génération suivante à la génération suivante et en fin de parcours régional et idiosyncrasique.

Certaines herbes aromatiques sont transformées en tresses ou en onces. D'autres sont formulés dans des compositions, des tables rondes et des explications générales. D'autres sont encore utiles en un moment et en un autre pour une utilisation topique.

Si vous vous engagez uniquement dans une herbe ayurvédique, par l'intermédiaire d'un praticien ayurvédique, ou si vous avez une bonne idée Il n'y a aucune garantie que vous n'obtiendrez pas toujours de tels effets, mais l'hypothèse générale est que le mot est sûr à la date prescrite, au moins pour une utilisation avant-gardiste.

En règle générale, il est toujours préférable de commencer une dose plus faible pour des raisons sévères à une semaine pour voir comment vous vous arrêtez pour le médicament. Cela est particulièrement vrai si vous êtes plus vieux ou si vous êtes plus dans la stabilité.

Évitez l'utilisation à long terme des aides à la personne, à moins que le médecin d'un médecin qualifié ne le fasse. Idéalement, les tests sanguins devraient être préférablement conçus pour vérifier vos enzymes, la fonction physique et le sang complet peut couler.

Arrêtez-vous et pouvez-vous décider si vous ressentez des effets de choc habituels après avoir pris une herbe AYURVEDIDISHERE. Si vos symptômes sont bons, assurez-vous de les amener avec vous à votre médecin ou dans la grande salle.

Tout traitement contre les maladies courantes

L'Ayurveda n'est pas seulement un traitement, mais plutôt un style de vie ; un petit peu qui a défini des façons de commencer les bonnes habitudes, de mettre en place des médicaments et des médicaments à base de plantes lorsqu'ils sont tombés à la vue. L'homme est enclin à plusieurs infidélités et à tout le moins comme tout ce que nous vivons dans un monde qui a une atmosphère polluée et qui a indéniablement disséminé la propagation du béton. Il est assez courant que l'un d'entre nous soit très souvent ou soit souvent infertile avec une ou l'autre bactérie ou des violences ; cela tombe malade.

AYURVEDA a prescrit un certain nombre de médicaments homogènes pour prévenir et combattre des symptômes aussi courants. Voyons quelques-unes des maladies les plus courantes et les remises de prix pour eux.

AYurveda Traitée pour Common Cold

Cold n'est pas du tout considéré comme un détail car il attaque tous les jours et donc disparaît très lentement et disparaît après un long processus de publication à terme. Cöld est appelé un symptôme plutôt et en tout cas par les pharmacies, car le froid pourrait être un indicateur d'une fièvre apaisante ou, sinon, une telle cause. Cela pourrait être préparé et réussi avec de simples hiatures AYURVEDIC. Faire bouillir une coupe d'eau avec une seule séquence de droguer et de préparer. Consumez le mélange deux fois par jour. Cette médiation se terminera par un refroidissement à froid. Une autre façon simple de traiter un peu de froid consiste à inhaler le comportement à partir d'une grande quantité d'eucalyptus laisse et le goût du gingembre bouilli ensemble.

Ayurveda Traitée pour Common Fevver

Mêmes que les vieux communs, presque tous les jours également tous les jours. À la différence du froid, la fièvre pourrait être considérée comme étant essentiellement aussi importante que lorsque la fièvre peut ne pas se propager en cas de sinistre ou de telles manifestations mortelles. AYURVEDA suggère que certains types d'aliments soient concus et que d'autres soient autorisés à souffrir de la fièvre. Les fruits sont recommandés pour chaque partie. Les choses à faire et à découvrir doivent être résolues de façon stricte. On dit qu'un mélange bouilli de cannelle, de meilleure qualité et de bonne humeur est la meilleure cure de AYurvedic pour toujours. Le cumin vu, qui est un antiseptique populaire, est efficace dans le traitement de la fièvre. De plus en plus d'extraits aident également à continuer à rédiger. Consommez des extraits de gingembre plusieurs fois par jour.

Ayurveda Treatment pour Toth

En fait, il y a une autre raison qui peut vous affecter à tout moment. Après une période particulière, les choses deviennent de plus en plus nombreuses et les chances sont grandes de se briser et, au contraire, au contraire, ce qui permet d'éviter la douleur. Il y a des nerfs qui passent entre eux ; ainsi, une infection sur les dents peut provoquer des douleurs très sévères. Les caries, les dents extraites, les gencives semblent belles... peuvent en résulter en des thèses fréquentes. Selon lui, le cancer et le reste sont utilisés en Ayurveda pour soigner les maux de dents. Selon certaines indications, les dents sont les plus rapides et réduisent la douleur. Il se tient également à la fin de la journée avec le plus grand et le plus important en elle. Clover réduit la douleur en utilisant son contenu antiseptique et astringent.

Ayurveda Traiter pour les pellicules

Les pellicules sont très répandues parmi les gens. Ce n'est rien d'autre que la conclusion du plan où les positions du plan sont séparées du plan. Il rend la tête sèche et les lunettes tombent sur votre glaçon et laissent créer des objets. Les graines énormes, par exemple, en poudre de gramme et la garde de serpent sont recommandées par AYurveda pour traiter les pellicules. La représentation du cuir chevelu avec de la crème est en outre une façon efficace de se débarrasser des pellicules. Appliquer le mélange de jus de fruits et de jus de fruits frais peut guérir les pellicules.

La peau

Étant donné que l'organe qui est fortement exposé aux conditions atmosphériques et aux conditions météorologiques, la peau a de plus en plus de chances d'être touché par des maladies et des allergies. Les allergies sont fréquentes chez certaines personnes. Il existe différents types de peau comme sèche, bonne, craquelée, etc. ... Les allergies diffèrent selon les types de peau. La cause de l'allergie est également à l'origine de tous les allergènes. Les médicaments prescrits d'Ayurveda sont les Azadidrasa indica, Tinospora cordifolia, Rubia cordifolia, Curcuma lónga, etc.... La consommation d'Extra et de la plus grande quantité de languettes aidera les allergies. Les aides importantes protègent la protection contre les allégres.

Ayurveda Traitée pour Headhatch

Les particularités sont courantes, notamment dans le mode de vie le plus courant. Souvent, les gens se plaignent d'un problème quand ils sont en difficulté et en difficulté. Ayurveda suggests the main causes of maux de tête hypertension, overwork, fever, mental depression, le stress, nerve problems, anemia, sleeplessness etc ... Proper rest for la body ainsi que mind is the medicine avant tout pour curing headache. Mangez des légumes cuits de façon homogène. Consommez beaucoup d'eau et de jus de fruits. Ne mangez pas des aliments froids, huileux et sucrés lorsque vous les faites souffrir. Il y a peu de médiations qui peuvent aider à guérir les maux de tête. Une grande partie du plan, peut-être et presque en un clin d'œil est la meilleure méthode pour les maux de tête. Cette partie doit être appliquée sur le fond. Prenez une cuillère à soupe de lait et mélangez à moitié de gingembre dans le riz. Faites glisser ce mélange dans les forets suivants. Ce médicament guérira très rapidement.

CONCLUSION

AYURVEDA, le système de guérison traditionnel de l'Inde, est souvent considéré comme un moyen d'optimiser le fonctionnement du corps. AYURVEDIA est capable d'aider dans la façon dont beaucoup de décisions peuvent être terminées ainsi que dans l'extension de lui-même. La connaissance d'Ayurveda a ses rôstes dans les Vedas, les textes cités de l'Inde en particulier qui pourraient être classés dans les programmes et les religions sont apparus. Ces derniers comprennent l'hindouisme, le bouddhisme, le jaïnisme, Yagga et d'autres. C'est une science non seulement du body philosophique, mais elle commence à comprendre la conscience elle-même f.

Tout est vrai, le Yoga, c'est vraiment connu pour ses étirements physiques extensifs. Vous avez en fait beaucoup plus que cela - c'est une vue d'ensemble complète et une approche qui laisse penser à la fin. De même, l'Ayurveda est bien plus qu'un aperçu de ce que les aliments sont bons pour vous. Il s'agit d'un aperçu de l'utilisation de la santé comme la base de son voyage vers la fin du monde. En fait, l'Ayurveda et le Yoga sont deux visions d'une seule pièce. Ayurveda aide le bon père de famille pour que l'on puisse poursuivre des choses extraordinaires, tandis que le yoga est le chemin de la spiritualité. L'Ayurveda n'est pas une religion et plus que vous êtes une religion. Ce sont des sciences extraordinaires qui peuvent être adaptées à son avenir, indépendamment de la fidélité. Both sciences soutiennent une partie sur leur voyage vers la réalisation de soi ou la connaissance réelle de leur nature comme esprit ou âme. Une étude approfondie, qu'il s'agisse de l'Est ou du Sud, illumine ce jour-ci.

Tout ce qui se passe est basé sur l'idée que nous sommes toutes des âmes qui grandissent et qui vont vers la pérennité de la réunification avec Dieu. Cela peut probablement être vu en entrant dans les entrées de la chaîne - pour ce qui est le plus important, puis en commençant alors avec Dieu ? Tout au long de cette réunion de notre évolution, il existe naturellement des défis qui nous incitent à grandir et à évoluer. Certains sont venus à nous dans le cadre de choix de santé ; d'autres sont des défis dans les relations ou les finalités. Ils sont, dans un certain sens, des cadeaux - sans eux, il n'y aurait aucune force de motivation derrière notre croissance en tant que souvenirs.

Les trois gunas sont les fondements dont nous venons à comprendre moins émotionnellement et spirituellement. Les armes à feu sont certainement définies comme les caractéristiques de la nature.

Satttta est la certitude de la précision et de la précision. Quand nos pensées sont sattviques, ou bien, il y a une alliance naturelle entre nous et Dieu. Avec cette prise de conscience, nos qualités les plus élevées les plus élevées sont peut-être les meilleures. Nos pensées ressemblent beaucoup à la lumière et à la lumière qui semble être la lumière de Dieu.

Rajas est une grande partie de l'aventure et de la distri- bution où nous nous efforçons de faire notre vraie vérité en tant qu'esprit et de nous éveiller dans les méandres de nos aventures. En conséquence, nous avons été capturés dans l'expérience de l'émotion et de l'enchantement des festivités de la pêche, de l'arrêt, de l'anxiété, de l'angoisse, du ressentiment et de l'attachement. Si vous comprenez le lac clair de sattva, c'est peut-être ce lac après qu'un rocher a été jeté à l'intérieur et maintenant il est perturbé. Chaque chose est un moment difficile.

Cela est un résumé des points de départ et de départ. Dans ce début, non seulement nous ne savons pas ce qui nous reste avec Dieu ou l'esprit, mais nous descendons en spirale dans nos propres connaissances et devenons un atout pour nous-mêmes ou pour d'autres. Avec notre risque qui est dominant, nous prenons des décisions telles que des visions ou des comportements visuels, ou bien, une décision et une prise de décision et une décision précise. Tout ce qui est dangereux peut refléter notre propre nature tamasique. Si vous récupérez le petit lac de satttta qui était devenu rajasique lorsque la roquette a été jetée, il a maintenant été stoppé et est boueux. L'obscurité est tamas.

Il est de notre bonheur spirituel de passer de l'obscurité à la lumière, de l'ignorance à la confusion, ou de la tragédie au sattva. Il est dit dans l'Ayurveda que les rajas et les tamas sont les causes de la maladie. Les décisions prises et les émotions ressenties par le rajasique et le tamasique peuvent perturber l'équilibre des trois

Doses, ce qui pourrait conduire à une maladie radicale. Sattva est la seule cause de la maladie. En effet, il est impossible d'affecter le programme de démarrage - celui qui a marqué la lumière, il serait possible de dire que c'est le meilleur résultat de l'oubli. Une fois que nous oublions, nous ne pouvons plus nous contenter de la nature. Ces derniers attirent l'attention sur la maladie. La guérison implique la tivativ de la mère ou du sattva.

L'Ayurveda voit la cause comme la seule cause de la maladie. La mise en place passe par une relecture harmonieuse avec notre environnement. Chaque jour, de nombreuses régularités sont prévues pour se rapprocher de la quasi-totalité ou du sattva de nos vies. Ces régulations sont nombreuses et, au début, elles peuvent sembler tout à fait globales. Actions Recommended incluent manger slowly dans un environment peaceful, using bon aroma and color thérapie, going to lit early, réveil avec the soleil or earlier, applying huile to le corps, meditati ng, doing yoga et many plus.

Les étudiants demandent souvent pourquoi il est si difficile d'adopter un modèle fondamentalement. La réponse est simple. C'est parce que nous ne sommes pas encore pleinement conscients de notre nature spirituelle. Comment pouvons-nous vivre en harmonie si nous ne sommes pas connectés à notre but principal dans la vie ? Sans connaissance de sa conscience, il est de notre nature d'agir comme si nous étions seulement nos sens et notre esprit. Nos sens sont loin de ce qui est impossible et ne pense que ce qui nous donne du plaisir ou de grandes choses. La création de la plupart de nos vies est accompagnée d'un rejet de ce qui nous fait ressentir nos plus hauts sommets, pour chacun d'eux est juste une sensation la plus attrayante pour les papas et pour laisser plus de choses.

Tous les endroits et tous les lieux nous amènent à un endroit idéal, mais pas grand-chose. Ils nous démontrent ; ils ne brûlent pas. Pour arriver à cet endroit, il ne faut que passer par les premiers moments de l'éveil à nous-mêmes. Ce processus est simple et toujours fiable. Avec en premier lieu à peu près tout est l'inconfort et la douleur, nous allons donc en tout cas. Nous laissons tomber ces parties qui, bien que dif fi ciles, conduisent à la lumière et à la lumière car la lumière nous fait mal aux yeux. Alors, comment allons-nous sur la création de façon définitive ? Comment est-ce que nous avons réussi des transformations réussies à notre époque ?

Il existe de nombreux chemins d'autonomisation, mais aucun n'est plus grand que notre propre expérience directe de Dieu. Cela se fait principalement par le biais de la médiation et de la préparation. Dans la quiétude de la conscience, c'est la lumière de Dieu, l'infini. Cette lumière peut nous aider et nous soutenir, elle peut nous permettre de créer des changements. Plus nous en sommes venus à connaître notre nature en tant que dieu ou étonné, plus nous sommes très nombreux à arriver à ce qu'il y ait de façon quasi-unique. Les promos commencent pour la plupart avec une médiation formelle. Cela se termine lorsque nous avons réalisé toutes les actions dans nos vies. Lorsque nos vies deviennent une méditation, Eggo s'éloigne de toute façon, en approfondissant notre vraie nature. Maintenant, nous sommes prêts à rejoindre notre conscience, notre conscience. Nous sommes partis avec Dieu.

CPSIA information can be obtained
at www.ICGtesting.com
Printed in the USA
BVHW040810160321
602655BV00015B/234